どうして
普通に
できないの!

「かくれ」発達障害女子の見えない不安と孤独

こだまちの 著

協同医書出版社

どうして普通にできないの！
「かくれ」発達障害女子の見えない不安と孤独

目次

はじめに

昔は「自閉症」と言えば知的障害を伴ったものと思っていました。知的障害を伴わない発達障害があるらしいということが通念になり始めた頃ですら、その手の本を読むと、何を考えているか分からない、むしろ何も考えていない、感情などない、奇異な行動ばかり取るロボットのような描かれ方をしていました。非当事者から見たら全くその通りなのでしょうが、行動いちいち全てに理由が立派にあった私としては、取る行動は自分と似ているのに、全く自分とは共通項のない人種のことのように思われ、最初はまさか自分が彼らと同じジャンルに所属しているとは思いもしませんでした。

沢山の自閉症関連の書籍がある中、日本人女性Ｌｏｂｉｎさんという方の書いた自伝に驚きました。彼女の人生は、まるで同じ人生ゲームのボードでプレイしているかのように私の人生に似ていました。そして読み進める内に、同じような時代に同じような家庭環境で育った、同じような傾向を持つ同じような自閉レベルの人は、同じような人生の歩み方をするのではないかと考えるようになりました。私たちのようないわゆる「受動型」の自閉症者についての書籍が少ないのは、目に見えた問題行動を起こさないためと、本人が生きにくさを訴えないためではないかと思っています。でも目に見えない分、発しない分、余計に一人で世界との不適合に悩み、一人で転んで立ち直れずにいます。偏っていたり独り善がりだったり他人不在だったりしますが、異常に豊かすぎるほどの世界が内側にはあります。

もし私のように自分のどこがおかしいのか分からないまま、自分を否定し続けながら生きている女性が他にいるのなら、私のことについてここに書くことは、その人たちにとって自身の謎を解くカギになったり、これから起こりうるであろう人生の躓きの予習になったりするのでは…そう思い書き始めた次第です。

ここから書くことは、自閉症についてある程度知識を持つようになって、かつての自分を振り返り分析し、自分なりに解釈したものです。尚、自閉圏や自閉症、発達障害という言葉を、医学的な専門用語としてではなく、区別なく使っていることがあるかもしれません。予めご了承ください。

■私が思う自閉圏の本質■

私が自分の経験から思う自閉圏の本質は、「誰と一緒にいても独り」の一言に尽きます。本人が望むと望まないとに拘《かかわ》らず、周りの人の事情や感情が理解できず、理解しようとしても空しいだけです。残念ながら究極、この世に自分しかいません。だから小さい内から他人と同じものを見ようとしないし、自分が体験したことを他人に報告しませんでした。自分が何かしている時に呼ばれれば「うるさい」と感じ、他人が関わってこようとすることを喜びませんでした。

感情が鈍感で、思った通りになって快いか、思った通りにいかなくて不快かどちらか、そうでなければ石のように何も感じていなかったのではないかと思います。そして、ずっと快の状態が続いていたはずなのに、不快に陥ると、一瞬前の快を忘れ、ずっと不快の中にいさせられているかのように苦痛を感じました。

自分の見える範囲イコール世界の全てで、その世界は私が生まれる前に不条理なく整備された、完璧に準備された世界だと思っていました（だから小さい頃は、困れば自分で無駄に考えるより、既に正解を知っているはずの母親を呼んで解決させる方が効率的だと考えていました。思いついたら即ネット検索するのと似ています）。この世に解明されていない摂理などなく、母親は私のための案内人のように思っていました。自分はその世界の主人公で、自分に近しい人は脇役で、それ以外の人はエキストラのようでした。もちろん当時は自覚などしていませんでしたが、そんな感じで世界と繋がっていたように思います。そしてこの感覚は、子どもを産んで「主人公」でなくなる頃まで変わりませんでした。自分と他人との線引きがひどく曖昧で、それが故に他人は自己の延長のように全て繋がりがあり、自分の視界で起きていることは全て自分に因果があると発想していたようです（自分が掌握できないくらい遠い人たちには、何が起ころうと自分には別世界のことで、ニュースで聞くどんな出来事も、どこかで自分と繋がっていることとは思えませんでした）。自分が気分良い時は、自分のために世界はあるように思い、自分の気分が冴えない時は、相手や皆が自分を悪く思っているように感じてしまいます。自分が楽しいのにつまらなさそうな人がいたりすると不安になります。何か起きると「自分のおかげ」「自分のせい」と考え、ちょっと大きくなって、分別が微妙につくようになってからは、「自分さえ〇〇すれば」と謙虚（？）に考えることも多くなりましたが、それもある種の自己中心で、自分とは関係なしに周囲は周囲の事情で勝手にそれぞれ動いているという事実を、いつまでも実感として持てませんでした。私の視界から消えた人はその時点で時間が止まり、私の知らない内にどんな活動をしているかなんて考えられませんでした。私が知っている「当然」のことを知らない人はバカで、私より賢い人は最初から「私より賢い人」という設定であり、一生それら関係は変わらないと思っていて、私よりできないはずの人に追い抜かれたりすると、あり得ないことが起きたかのように驚きましたが、「最初からこういう設定だったんだ」と思い直して納得し、追い抜かれた悔しさをバネに…みたいな発想をしませんでした。そうやって全て世界は予め決まっているのだと思っていました。

　普通の人には想像できないくらい何も見えていなかったのではないかと思います。思い返せば、物心ついた頃も、どうしようもない不全感を抱えていたあの頃も、視界は狭く、一部分だけを注視しており、例えば巨大なビルの５センチ前に立ってそれを見るように、壁面の模様には異常に詳しく、拘るのに、全体像や周囲の世界は全く見えておらず、且《か》つ小さい頃は背後から聞こえる母の言葉を拠り所に世の中を分かったつもりになっていたように思います。実際の視野の狭さと、精神世界の視野の狭さはリンクしているのではないでしょうか。異常な自意識過剰や被害妄想は、ただのナルシストではなく障害によるものかもしれません。周りをよく見ろ、遠くをよく見ろと言われることは苦痛だし、見ようと思っても何を見ろと言われているのか、見えないものは分かりようもありませんでした。

人の悩みや気持ちを共有してやれませんでした。自分のことではないからです。自分が今まさに体感していないことを話されても「何それ、よく分かんない」と思ってしまいます。冷たいのではなく、本当に分かってやれないの（だと思うの）ですが、分からないから「分からない」と返していたのでは友達を減らします。しかしどんなに親身になって聞こうとしても、「言葉」以上のことが伝わらず、感じるものがないので、どこかで聞いたコメントや、実感のまるで伴わない教科書的なコメントを返すのですが、「何か違う」という変な間《ま》は私をヒヤリとさせました。嫌われたくない性分の私は、どうにかして「相手がどう言って欲しくてそんなことを言っているか」を探り、時に阿《おもね》り、時に阿りすぎないよう、相手の「丁度良い」ポイントを探し続けました。

あくまで私見ですが、私なりに最近何となく分かってきたことがあります（もしかして周知の事実を得意満面で書いていたらすみません）。五感の異常とはまた別に、自己と他人の境界を認識する機能が生まれつき絶望的にない人をして発達障害と言うのです。発達障害の三つ巴と言われる「想像力の障害、コミュニケーションの障害、社会性の障害」の全ての元凶がそれであるように思われます。

自己と他人の境界を認識できない弊害は非常に大きく、乳児期の共感・模倣という成長する上で最も大事な行動パターンが見られないこと、成長過程で思いやりがない・集団行動ができないなどと評価されること、大きくなっては社会性がない・変人・冷たい人などと言われること、自身、周囲のことに興味を持てないことなど、それら問題は全てこのたった一つの欠陥によるものと思われます。（本人が望んだわけではありませんが）自分中心に全てが成り立っているため、よっぽど注意深く慎重に振る舞わないと、自分勝手・自分好き・この世に自分しかいない病ときっと思われてしまいます。自分と他人の間に境界があることに中途半端に気付いてしまい、自分は理解されない可哀想な人間だと思う当事者もいるかもしれません。

自己と他人の境界が曖昧ということは、自分以外の誰もが独立した人格を持っていることを真の意味で理解できないのだと思います。独りぼっちで遊ぶ子どもと、誰か決まったお友達と二人きりでそのお友達の言いなりになりながら（もしくは言いなりにさせながら）でしか遊べない子どもは、現象としては正反対でありながら、いずれも「別の意志を持った他人」と遊べないという点で、根源に抱える問題はきっと同じです。自己と他人の境界線のない子どもに、知識として距離の取り方を教えることは難しいものがあります。形式的には習得できても、理屈抜きの理解はできないからです。しかし、程度はあれ誰でも経験によって変わっていきます。知識の上に、意識づけと経験を積み重ねることで、生きやすさを開拓していくしかありません。

五感や認知力が平均的でないのは生まれ持ったものです。性格とは一線を画すものです。平均的でないセンサーを持って生まれて来た私の人生は、次に続く通りです。

■先の見えない躓きの日々――私の歩み■

◆素のままだった頃

小さい頃はとにかく手のかからない子だったそうです。一人遊びが好きでした。目に力を入れて物を二重に見たり、片目で太陽を見て太陽の円の中で動く青いもやもやをずっと見たり、ささくれを深追いしたり歯間を吸ったり、気に入った物を延々見続けたり、気に入った音楽を延々再生することが好きでした。人よりモノが好きでした。*1

＊1　モノへの執着～オカネもコレクション

物に対しても人に対しても嗜好に於いても、一つのものに入れ込みます。「オカネ」というものが大切なものらしいと分かりだした年の頃に目覚めたオカネ収集は長年に亘りました。真価を分かって集めていたわけではなく、ただのコレクションでした。特にキラキラきれいなコインを貯めることを楽しみ、絶対に使おうとはしませんでした。おかげで算数の三ケタ加算を何とかできるようになった頃にもまともにお使いができませんでした。レジに立つと後ろの人から勝手に感じるプレッシャーで真っ白になって、お金を出してお釣りをもらい財布に入れるという手順を踏むことすら覚束ず、お釣りの予想もできない、お釣りを確かめることもできない、レシートなんてもちろん確認できない、しかもコイン数が増えれば得したような気にすらなる見当外れでした。雑学は沢山持っているのに実地の経験がない私らしさの骨頂です。

郵便貯金も始めましたが、増える数字を楽しむだけで絶対使おうとはしませんでした。出費を嫌い、私の貯蓄を称賛励行した母の影響もあって、お金を使うことは罪悪で、貯めることは美徳だと思うようになりました。今でも、特に自分への投資に対する罪悪感は抜けません。

私の記憶は二歳から始まります。[*2] 近所のTくんと遊ぶのが好きでした。二人だとTくんは優しいからです。でも数人で一緒に遊ぶと、Tくんもその子等と一緒にいじめてくる側になるので嫌でした。三歳で初めての仲間外れを経験しました。何故か分かりませんでした。Tくん以外の子を個別に認識しておらず、Tくんばかり追っていたので、男の子同士で遊びたい彼らにはうっとうしかったのかもしれません。

＊2　記憶力が良いのか

こっち側の人は非常に記憶力が良いという話をよく読みます。確かに同じ自閉圏の人でもサヴァン症候群の人や、恐ろしくIQ値の高い人はそう言って良いのだと思います。しかし私のように天才でもなく普通でもない人の記憶力は多分大したことはありません。確かに小さい頃から「よくそんなことを覚えているね」と言われる機会はありましたが、それは皆が覚えていることを覚えていないで、皆が覚えてもいないことを一人覚えているだけのことです。皆が見ていたものを見ていないで、皆が見ないような小さな出来事をピンポイントでキャッチし、たまたま拾ったその情報を後生大事に復習し、自分は記憶力が良いと思っていました。そして私は「よくそんなことを覚えているね」を褒め言葉だと思い、得意に思いました。それで「もっと何でも覚えていなくちゃ」と自らに拍車をかけた気もします。

引っ越して、二軒目に挨拶に行った家のKちゃんを気に入ってしまった私は「こっちの家に先に来れば良かったのに」とがっかりし、先の挨拶をなかったことにできないかと本気で考えました。なぜなら小さい頃は先に会った人が親友で、次に会った人が友達で、次に会った人が知人で…のように認識していたからです。[*3]

＊3　真実は先着順で、正解はただ一つ症候群

良い悪い正しい間違い関係なく、先に入ってきた情報が唯一の真実となります。ある事柄について受け入れられる容量が一個分しかないのだと思います。そしてその受け入れた一個を守るために、新しい情報を拒絶するのだと思います。

小さい頃は、本やテレビで先に入れてしまった情報が多すぎて、実際の経験もないのに偉そうに世の摂理をもう知っているような気になって、他の人の意見やそれに矛盾する情報を全く受け付けず、「頭でっかち」「知ったかぶり」とよく母に言われました。知らない内に周囲の人を辟易させていたに違いありません。小さい小さい正解の穴を大事に掘り固め、他の何ものも入れず守っていたと思います。

「元祖」を非常に大事にしました。一つのものが当たると同じような後発品が乱発されます。私はそういった二番煎じを、模倣だパクリだ恥だと蛇蝎《だかつ》のごとく嫌いました。最初に入った情報は真実で、真実は恒久的に変わらないはずのものなので、長らく「コメディアン」でやっていた人がある日を境にアーティストと名乗ったり、慣れ親しんだパターンをぶち壊す新しいものがもてはやされたり、さっきまでA案派だったはずなのにB案派に転じたりする人を見ると腹を立ててました。一度摑んでしまうとそれを真実だと思ってしまうので、明日には嘘になっていたり価値が変わっていたりすることにはとても耐えられません。だからこれまでもこれからも変わらないたった一つの真実を欲しがります。女の子がどんどん違う流行《はやり》のものにはまっていくことが苦手でした。アイドルもファッションも、やっと覚えたと思ったらもう別のものが流行っているのです。長く変わらないものほど真理に近いはずなのに、何故あんな覚束ないものを我先にと欲しがるのかといつも不思議でした。時事ネタに疎いのもそのせいかもしれません。小学校の頃社会科で習った「現代日本の問題」が、未だに私の中では更新されていません。


Kちゃんが大好きで、何でもKちゃんの真似をし、Kちゃんと同じになりたがりました。自と他の線引きのない私はKちゃんと一つだったのだと思います。

Kちゃんは奔放な女の子で、時に私の理屈に収まらず不満に思うこともありました。私は写真が苦手でしたが、いざカメラを向けられれば、被写体とはそうしなければならないものなので無理に大げさに笑ってポーズを取りました。私が頑張っているのに、隣で言われた通りに笑ったりポーズを取ったりしないKちゃんに腹を立てました。でも今その写真を見れば単に彼女は「自然体」なのです。彼女は「ハイ、ポーズ」をただの合言葉だと知っていたようです。

保育園に上がる頃には既にかなりの神経質で偏食でこだわり屋で「変わった子」でした。今思えば、小さい頃の私は本質がむき出しな分、性格は分かりやすくひねくれていて、自分本位で利己的で天邪鬼《あまのじゃく》で、素直さがなくかわいげがなく扱いにくい子どもだったと思います。何故か不幸そうなものに惹かれ、長調より短調、単細胞な正義漢よりも影のある人、刹那的な言葉や雰囲気を好みました。そして、空想の世界に生きていました。

三つ離れた妹がいましたが、彼女を特段かわいいと思ったことはありませんでした。妹は（今にして思えば）非常に子どもらしいかわいさを有しており、その子どもらしさをただうっとうしいと思っていた私には、特に見た目がかわいいわけでもない彼女が、何故両親やご近所さんにちやほやされるのか不思議でした。三歳の開きが如何なものか知らない私は、妹なんてむしろ何にもできない奴じゃないかとすら思っていたので、できて当たり前のことを、妹がやれば大げさに褒められることにもイライラしていました。

この「設定」はずっと変わらないと思っていました。[*4] 私は動かず変わらず、周囲が舞台装置のように動いて、ちょっとずつ違うけど基本的に変わらぬ毎日を繰り返していると思っていました。私は悪い子ではなかったと思うのですが、他の誰が褒めても、母は必ず私のことを愚痴り（母なりの謙遜だったのかどうかしれませんが）、小さい頃は何かすれば怒られ、何か言えば苛立たせていたように思います。

＊4　体内時計の速さが違う1：「今」しかない
他の人と違う時間を生きているような気がします。子どもの頃の自分を思い出すと、永遠に続けと一瞬を大事にし、終わったものを大事に温めていました。小さい頃の我が娘を見ていても「時間は延々続くことを知らないで、この一瞬のためだけに生きている」と思われることがよくありました。

「今」しかないということは即ち「前」もなければ「後」もないのです。特に「後」がありません。先のない今一瞬だけを生きるのは怖いことです。「後でね」が微塵も通じません。下の子と比べて、時間の感覚が身に付くのが遅めだった娘は、私が「いつ?」と聞いても「いつ!いつ!」とオウム返しに泣いて「今」を訴えてきました。針の穴のような「今」だけに生きているのに、想像もできない「後で」を強要される本人も辛いでしょう。楽しくて幸せなこれきりの今を離すまいと騒ぎ、またこの苦痛がずっと終わらないかのように騒ぎました。理屈として朝と昼と夜の存在が身に付き、今日と明日と昨日が分かるようになり、その内に曜日の感覚も備わって来て、やっと毎日のことや会話が非常に円滑に行くようになりました(そして今度はちょっと未来の予定を待てず、今すぐ「未来」になれと今を生きない傾向を見せだしました。置かれた環境下を堪能せず、いつもここではないどこかへ行きたがっています)。定型らしい弟を見ていると、時間の感覚は持って生まれるもののような気がします。

◆ちぐはぐな五感の世界

性格については措《お》いておいて、五感についてはどうしようもないことばかりでした。センサーは過敏か愚鈍かどちらかで、私は大体過敏に振れていました。家の外に出れば世界は気持ち悪いものだらけでした。舗装されていない道は汚いし、舗装されていたらいたで、落葉や新聞紙が雨に降られて車に踏まれるとぐしゅぐしゅになり正視に耐えられませんでしたし、何より唾や死骸・フンなど、突然視界に入ってきては一瞬の内に細部まで詳細に脳裏に焼き付きます。見たくないけど踏みたくもないのでいつも下ばかり見て歩いていました。衝撃的な映像は一瞬でも見てしまうと何度も脳内再生されるので見たくありませんでした。生理的なことへの強い嫌悪もあって、自分がトイレで出したものもずっと見ずに流していました。恐ろしい表現を聞くと見えたもののようにリアルに想像してしまい、その映像に夜な夜な泣かされました。[*5]

＊５　超視覚優位

よく自閉症の本にあるように、映像に頼って生きているなと思います。小学校低学年くらいまで、景色は目の前に張られた写真のようにのぺっと見えていました。遠近感も立体感もないので高い所に登ることが何ともありませんでした。そのおかげで度々怪我もしました。成長する内三次元で見えるようになりましたが、小学校などでやらされたＩＱテストみたいなのによると、空間認知力はとても低いようです。空間認知能力が低く二次元なのは、色んな視点を持てないことや、物理的にも精神的にも片付け・整理下手なことなどと遠からず関係あるような気がします。

視界に入っていないと存在を忘れます。見えないものは存在しないのと同じです。小さい頃は特に目に見えるものが全て、いつもの行動範囲が世界の全てと思っていて、自宅から徒歩で移動できる生活圏と、土日に出かける街や遠く離れた祖父母宅は、すごろくのマスとマスのように繋がってはいるものの、途中にある家々は書き割りの風景と同じに思っていました。だからその書き割り風景に描かれた建物の中に入るなど、私には狂気の沙汰で、小学校低学年のある日Ｋちゃんとそのお兄ちゃんが、家と小学校の途中にある中学校に探検に行くと言い出した時は泣いて引き止めました。違う世界に行ってしまう…もうＫちゃんらに会えないかもとすら思っていた私は、次の日無事なＫちゃんらを見て狐につままれたような気になりました。

視界から外れた途端意識から消えるので、誰といても一人財布をすられるのは私でした（分かっているのに財布を失う夢、行かなければならない場所に間に合わない夢を、何かの戒めのように今でも繰り返し見ます）。人を判断する材料も見た目だけで、人の価値はその容貌に比例すると思っていました。美形でも何でもない女の子がモテる話など聞くと世の中おかしいんじゃないかと思いました。自分の見た目のコンプレックスへの執着も相当でした。一番外側しか見えないので、大きくなっても表面的なことに拘泥し、式典や様式を全く理解できず、よく非常識と言われました。

汚いだけでなく外界は嫌なにおいで満ちていました。今の世の中は随分住みやすくなったなと感じます。それとも鼻を鈍らせる術が上達しているだけでしょうか。小さい頃は、外に出るイコール嫌なにおいに曝されるということでした。動物のにおい、人のにおい、土のにおい、草いきれのにおい、花のにおい、他人の家のにおい、食べ物のにおい、その地域一帯の空気のにおい…私はとても臭くて死にそうだったのに、何で皆平気なんだろうととにかく不思議でした。

爪を切られるのが痛くて嫌でした。親は「爪に神経はない」と論説しましたが実際痛かったのですから、本当に嫌でした。額《ひたい》に向けて指をさされたり、尖ったものを意識すると、そこが痛くなり裂けそうな気がして痛くて居た堪れなくなるので、自分の手で何度も額を押したり拭いたりしごいたりしました。

小さい頃ピアノを習った時期がありましたが、プロセスを想像できず、ピアノの前に座ればすぐに弾けると思っていた私は、そうでなかった現実にがっかりしました（犬も飼ったその日からお手をすると思っていたし、手乗り文鳥もその日から手に乗ると思っていました）。ピアノでミスをすると、どうしても一番初めからでないと弾き直しができず先生を困らせました。楽譜と手元を交互に見ながらなんて弾けないし、そもそも楽譜なんて読めていなかったし、多分、一連の流れを覚えることで凌いでいたのだと思います。自分なりのやり方でしか物事を乗りこなせず、他の人と息を合わせられないことがよくありました。

小さい頃、家にあった本に、王妃が王子の花嫁を選定するために、城に泊まりに来た姫のベッドに豆を置き、その上に布団を何層も何層も重ねるという話がありました。朝起きて「何だか背中がごつごつしてよく眠れなかった」という姫をして、こんな小さなことに気が付く彼女こそ王子の嫁に相応しいと王妃は言うのです。とんでもないと呆れました。靴の中の小さな小さな石粒一つ許さない私は、まさにそんな理由で母に「神経質ね」とよく言われていました。

虫歯の治療は耐えることができましたが、治療後の歯の違和感が耐えられませんでした。治療後必ず噛み合わせが変わりました。左右のバランスや個々の歯の高低差など、その差がいつも気持ち悪いと思っていました。何故この違和感を医者は「何も問題ない」と言い張れるのだろうと思っていましたが、こんな小さなことが気になるのは私くらいなのでしょうか。確かにいつも自分の内側の小さな変化に敏感です。低学年の頃は手足の痛みやおかしな頭痛に悩まされました。痛むのに診てもらうと「なんともない」と言われます。五感がちぐはぐな私ですから、神経系もちぐはぐだらけだったのでしょう。些細なことでも気に障りよく訴えましたが、結局過敏なのであり、他人には分からないのであり、私は神経質で贅沢なのです。その内、早い段階で自分の中に変化を感じても、いや待て、また非難されるだけと口にはしないようになりました。

今でもどうしても触れない材質のものなどあります。ドアの取っ手やカラオケマイクの柄によく使われるザラザラとスベスベの間のどっちともつかない素材に触れるだけで鳥肌が立ってしまうので、ハンカチなどを使って掴みます。月並みですが着られない服があります。ハイネックや襟を立てる服は着られません。体調を崩します。タグは一時期全部切っていましたが、前後を把握するために我慢して、今では切らなくても平気になりました。髪の長さでも悩みます。短くても長くてもその日の寝癖の向きや、耳へかかる量、くくり方によって吐き気や頭痛を起こします。

◆「普通」の呪縛のはじまり

保育園の初登園の日は、そうするものだと聞いていた通り、泣きもせず母と別れました。「悲しいね、泣いちゃうかな」などと聞いていたら言われた通りに従って泣いたかもしれません。[*6]

＊6　言葉の奴隷1：厳密さを求め、微妙な違いに躓く
「ちょっとここで待ってて。動かないでね」と言われると自閉圏の人が困惑するのはよく聞く話です。動かないでよと言われると少しでも動いてはいけないと思い、その割には「ちょっと」がちょっとでなくなかなか帰っ

てこないことに不安を募らせるからです。私は、「お風呂を見てきて」と言われれば、お風呂を一瞥して「見てきたよ」と何も疑問に思わず答えていました。電話口で「お母さんはいますか」と聞かれると、「います」と答えて間があって「代わってもらえる?」と言われるまで、私にお母さんがいるのかを聞いているのか、家にお母さんがいるのかを聞いているのかどちらだろうと高校生の頃になっても悩みました。

言葉を字義通りに受け止め、言葉に非常に厳密を求めます。「律儀」「真面目」という表現が使われることもあります。空気で伝えたり読んだりする能力がない分、全てを言葉に頼っています。ちょっとくらい使い方が違っても言いたいことは伝わるんだから良いじゃないと皆が思うことを、指摘しては度々会話を凍りつかせて浮いていましたが、それが要らぬお世話だとは知りませんでした。建前と本音の二重の真実の存在を受け入れられず、建前のままになろうとしたのも、母の「普通に」という言葉の通りになろうとしたのも、真実は一つだけ症候群とも合わさってこのためだと思います。

小学校に上がってからクラスの男子に意地悪をされていた時、父にどういうタイミングで何と言ったら良いか教えてもらいました。でも聞いたのと全く同じ条件が揃わなかったので、結局その言葉をいつ使ったら良いのか分からずじまいでした。

言葉の表面上の意味に縛られ、相手が本当に伝えたい、言葉の背景にある趣旨が分からないのは不便です。「○○な時は××なことはするな」と怒られ、微妙に○○じゃない時、ちょっと条件が違う時はどうなのだろうと思い、やってみては「親を試すような真似をするな」と一層怒られたこともよくありました。

園は遊びまわる子、泣いている子でとても騒がしく落ち着きませんでした。登園はしたものの、その後何をするか聞いていなかった私は所在に困り、立ち尽くしていました。そのうち「誰かに自己紹介する」ことを考えつきました。「私ちの。あなたのお名前は?」というセリフが最も相応しいと思いましたが、誰にどのタイミングで使えば良いのか計りかねましたし、この辺にいる子どもが実際に「あなた」なんて単語を使うのを見たことがなく、本当にこのセリフで良いのかなど、様々に悩み二の足を踏みました。

ついに、髪の長い最も田舎臭くなさそうな女の子に声を掛け遊ぶことができたのですが（ホクロや鼻水の跡があったり方言のきつい子は絶対嫌でした）、クラスの違うその子と別れ、また自由時間になった時、顔と名前を覚えられない私はその子を探すのに相当苦労しました。揃いのスモックの下から覗いた私服の色と髪型を頼りに二人まで絞り込みましたが、服と同じくらい頼りにしていた声がその二人は似ていたのでした。[*7]

＊7　顔を覚えられない～親の顔も曖昧、犬猫も分類困難

小さい頃は、一度はぐれてしまうと両親の顔もしかと思い出せませんでした。だから父母を探す時は「大体こんな感じ」的イメージと、服装と声を頼りに、最後は話す内容から判断しました。本当に父母なのか何日も自信が持てなかったこともあります。大好きな叔母も祖父母も会うまで顔を思い出せず、会っても「こんなだったっけ」という感じでした。小さい頃の最も嫌いな質問の一つに「このテレビのおじさんとお父さん、どっちが年上だと思う？」というのがありました。私は男女の違いと大人と子どもの違いは分かっても、それ以上のことが全く推測できませんでした。犬も猫も近所でよく見る一種類ずつしかないと思っていたので、幼児雑誌で初めて色んな種類の犬猫の写真を見た時は、何故これを犬、猫と分類できるんだろうと不思議に思いました。同じ人を見ても表情や向きで違う人と思ってしまうので、子どもの時よく見ていた「笑点」では実際の何倍もの落語家が出ていると思っていました。人を覚える時はイメージとメガネなど小道具で覚えるので、他の人から見たら全然違う人を同じ人だと思っていたりしました。

会社員をしていた頃もこのことでは随分苦労しましたが、それはどのステージに行っても同じで、今はママ友の顔と名前が覚えられなくて困っています。園内や学校内で話しかけられても誰だか思い出せずに舞い上がりますが、それ以外の場所だともっと虚を衝かれます。分かっていないことを悟られないよう、平静を装いながらない頭をフル回転して疲弊します。

保育園は給食もおやつも必ずしもおいしいとは思えませんでしたが、「残さず食べる」ものなので真面目に食べました。食べ終えた皆は園庭に遊びに出てしまい、偏食の私は教室に一人になることもありました。[*8]年長のある日、もう皆降園してしまったのに私はまだ食べていました。お茶がおかしな味がして飲めなかったのです。いい加減待ちきれなくなった先生が来て、コップを見てあらっと言いました。コップに特大の食器用固形洗剤が付着していたのです。それはコップと全く同じ色で、私にはコップの一部にしか見えませんでした。しかし先生には明らかだったようで「何で早く言わないの」と逆に叱られてしまいました。業務用の固形洗剤など見たことがなかった私がその時感じたのは「理不尽」に尽きますが、他の人なら当然気付くレベルの異常に違和感を覚えつつも気付かない…今後の私の人生で往々にして繰り返されます。他人に確認するということを全く思いつかないのです（もしくはやっぱり自分は世界の中心という意識が拭えなくて、自分の様子は誰しもが気にしていて当然と思ってしまうのでしょうか）。

＊8　偏食は味覚と感覚のセンサーの過剰反応か

大人になって、感覚を麻痺させるとか照準をずらすのが上手になったものの、偏食は治りません。味覚やら皮膚やらの過敏に理由があると思います。視覚も無関係ではないと思います。

まず野菜も果物も見た目が気持ち悪いです。何度見てもいつ見ても今見ても初めて出会う気持ち悪さがあります。いつも同じ品質で同じ条件下で作られた（はずの）加工食品の方がずっと安心できます。有機物らしさが失われたものほどおいしそうだと感じます。野菜も果物も、いつ食べても違う味という曖昧なクオリティだし、中には何が出てくるか分かったもんじゃないという博打のようなものまであります。葉物野菜などはどこまで剝いても安心できません。子どもの頃、玉ねぎはねばねばして腐っているようでした。豆腐は何の味もせず、固形洗剤を食べているようでした。ナスはスポンジのようでした。茸類はにおいが鼻につくし、口に入れればズルっとしていて吐きそうになりました。長芋など正気の沙汰ではありませんでした。葉物を食べれば奥歯でアルミホイルを噛んでいるような気がします。イチゴやオクラなど産毛のあるものは口に入れるだけで吐きそうになりました。ミカンは薄皮と糸を全部取っても飲み込む時にえずいて飲み込めませんでした。これらは殆ど過去のものですが、今でも子どものためでなければ購入しないし、水洗いだけで調理し始めるということに不信感が拭えません。

味覚は鈍感で、濃い味でないと味として分からない、そんな感じでした。白米に味があると思ったことがありませんでした。でも米に色が付いたり汁に浸かったりするのが嫌なので、丼物や混ぜご飯になっても気持ち悪いと思っていました。好みは極めて狭く、苦いも酸っぱいも辛いも受け付けませんでした。嫌いなものに関しては過敏がすぎるほどで、カレーも炭酸飲料もミントガムも高学年になるまでただ痛いだけでした。食べるまで味の分からないメニューは最初から避けました。まずいと分かっているものも避けました。母親のちょっとした工夫が原因で食べないことも多々ありました。友達らがおいしいおいしいと言いながら食べるものを、私一人「臭い」「おいしくない」と食べられないでいると、母親に「贅沢な子ね」「子どもらしくない」「神経質」と腹立たしそうに言われました。他人の家で出される食べ物は大体嫌だなと思っていました。食品は積極的に食べないくせに、二〜三歳頃に靴底に挟まっている極小石粒を好んでいました。奥歯で噛み砕いた瞬間、靴箱特有のシンナーを薄めたようなにおいがするのが好きだったような気がします。

現在の嗜好でいうと、決まった銘柄の決まった何か（特に甘いもの）を取り憑かれたように毎日何年も食べ続けます。母親になった今は随分自制していますが、こんな私が食事指導することに我ながらとても矛盾を感じています。


おやつ時間に配られるホットミルクはにおいだけでも卒倒しそうなのに、おばあさん保育士がコップを上から鷲摑みにし、必ず親指の第一関節が浸かるまで注ぐのが嫌でした。それを理由に拒絶することも、やめてくれと言うことも発想せず、ただ罰のような気持ちで毎日ミルクを飲みました。周りの園児たちは平気だったのでしょうか。

子どもは先生の言うことを聞かないし、教室内は基本的にいつも騒がしく、落ち着かず安心できませんでした。私は静かで音も動きもない状態が好きでした。私は工作の時間も給食の時間も、「今は〇〇の時間」というそれにだけ従事して、他の子のようにおしゃべりしていた記憶はありません。おしゃべりしたいとも思わないし、先生の言う通り私語は「無駄話」だと思っていました。大人びているとよく言われました。保育園は「行くことになっているから」行っていました。楽しくもないのを行ってあげているのに、袋を持って帰らされた時は、何かと思ったら保育園にお金を払うの？もらうんじゃなくて？とびっくりしました。

私の意識のベクトルは元々内側の世界に向かいがちでしたが、周囲が目まぐるしかったり騒がしかったりするほど意識を閉じて自分の深くへ潜りました。現実とは違うもう一つの世界を持っていて、現実がつまらなくなるといつもそっちへ逃げました。保育園の昼寝では、目を閉じて空想で遊んでばかりいました。元々空想の住人だった私は、空想した通りにならない現実に、おかしいなと感じることがどんどん増えていく毎日で、夢は最後の砦でした。空想の中では何にでもなれるし何でも自分の思い通りです。上手くいけば空想を操れるまま入眠して楽しい夢を見られます。私は寝るというより寝る前のその儀式が大好きで、その儀式のために一日があるといっても過言ではなく、現実でストレスを感じるとすぐ眠りの世界へ逃げようとしました。寝る前のその儀式は成人した後も続く私の大事な習慣でした。

収拾がつかないほど自分で自分をコントロール不能になったのは年長の発表会でした。発表前、子どもたちは皆変にハイテンションで嬉々と騒がしく、先生の指示が全く通りませんでした。そのまとまらなくなった状態を処理しきれず、頭の中がわーっとなった私は糸が切れるように突如落ち込んで動けなくなりました。自分でもどうしようもなく、本番が始まり、皆が力いっぱい発表する中、私は一人下を向いて固まっていました。私のパニックは、叫び出すものでも暴れ出すものでもなく、動けなくなってしまうものでした。帰り道、母親に、どんなに自分が落胆しているかを聞かされ続けました。どうしてあんたはそうなの。どうして皆と同じにできないの。どうして普通にできないの。

それから幾度となく「どうしてそうなの」「どうしてなの」と訊かれるたびに私は下を向いて怒られながら

一生懸命理由を探しました。気が付いてみれば、私は自分の失敗行動の理由をいつも後からあれこれ想像してはつじつまが合うようにストーリーを組み立てるのが癖になってしまいました。今の私が彼女を見ていたら、走って行って弁護してやりたいです。できない理由など分かる必要はありません。別の相応しい行動を教えてやります。小さい頃は全能の母に責められて存在を恥じ入るばかりでした。でも今なら分かるのです。母は「普通」という言葉の下《もと》に「何故自分の思っている正解の型にハマらないの」と怒っていたのです。彼女は今でもそうです。自分の信じる正解以外の有りようを理解することができず、自分以外の全ての人に「自分（の思っている正解）と同じであれ」と有言無言に強いようとします。そしてその自分ルールが通じない社会に絶対出ようとしません。

その出来事は私の中でとても重大だったようで、私はことあるごとに母の言葉を思い出し、「どうして私はこうなの、どうして皆と同じに普通にできないの」がその後の私の人生のテーマになって行きました。母の言う「普通」が母の思う偏った何かだと知らずに「普通」を追いかけ、十年後二十年後三十年後の私は、公共の福祉を最優先で守り、良識を実行しようとする完全無欠の聖人を「普通」として目指すようになりました。

好きではなかった保育園ですが、卒園と言って、もう行ってはならない日が来るとは思っておらず、行かなくなっても暫《しばら》くの間事態をよく飲み込めていませんでした。

◆大きくなっていく違和感

小学生になる前は、何だか分からないけど「入学したら、すごい毎日が待っている」という漠然とした期待でいっぱいでしたが、行ってみれば、テレビは殆ど見られないし、友達百人なんてできないし、寒い暑い外で朝会なんかもあるし、給食はやはり全部食べきらなければならず、何故か勉強と関係ない班での係活動や、何と掃除なんかもさせられました。

算数は就学するまで触れたこともなかったため、さっぱり分かりませんでした。突然降って湧いた「足す」やら「引く」やら、「センチメートル」やら、先生が何を言っているのかもちんぷんかんぷんでしたが、皆は「はーい」とついて行っていることに驚きました。先生は「1と1を足す（+）と（=）?」と聞くのに、式はその順番通り「1　1　+　=?」となりません。何でセンチメートルなのにcmって書くの?いつ誰が決めたの?今先生が?この学校だけ?何で?…疑問だらけでわけが分かりません。そう言えば既にこの年で私は「こういうものだから理屈抜きで覚えて」というのが苦手でした。背景から理解できないと覚えられないし前にも進めませんでした。私は暫くの間「分かっていない」ことがバレないよう隠しつつ周りを観察し、理解を諦めました。「三択問題は②を正解にしやすい」、文章問題などは「今は出てきた二つの数字を合わせてばっかりだ」という風に乗り切りました。或いは問題を読みつつ浮かんだ答えに行きつくような式を後から考えたりしました。そんなやり方だから学期末の総合テストになるとさっぱり手に負えませんでした。子どもらしさがなく賢げな（と言われていた）私がそんなところで躓いているとは、先生も親も知らなかったろうと思います。

私は長さの概念も重さの概念も時間の概念も、またそれらの感覚も全く自分の中にできておらず（一般的な子どもはいつ頃にそういう感覚が形成されるのか知りませんが）、それら概念については何年も要領を得ないまま学年を進めて行くことになりました。理科や社会科などが始まると、興味も前知識もないことばかりで絶望的でした。反対に国語は、就学前からルビの振っていないマンガを読んだり、何となく法則が身に付いていて、殆ど分かることばかりでした。私は知っていることをアピールしたく、また知っていることを教わるということが不快でなりませんでした。知っているのに教わったりしたら、教わるまで知らなかった人と同等みたいです。「知ってましたよ」「とっくにできてますよ」と先生に分からせたくて、テスト用紙裏はマンガだらけでした。ちょっと躓いただけですぐ先生が助け舟を出してくるのも屈辱的でした。[*9] 私の知っている範囲など大したものではなく、知っていることでも改めて聞いてみれば新しい発見があると気付けるようになったのは大人になってからです。

＊9　プライドが高いのか～卑屈との表裏

確かに自分の発言や行いを否定されると、自分自身を否定されたようなショックを受けます。それをプライドが高いと言うのであれば間違いなくプライドが高いでしょう。異常に打たれ弱い性質と全ての因果を自分に起因していると思う癖もあり、そのショックを乗り越えられない場合は、反対のベクトルに同じ強さで自意識過剰の針が振れ、異常な卑屈に落ち込みます。私の「私なんか」傾向や、つい反射的に死にたくなってしまう原因はここにあるのではと思うのですが、何故「発言」や「行動」に対する否定を即自己の「存在否定」に変換してしまうのかはまだ分かりません。

知っていることを他人に説かれるのを我慢ならないのもプライドが高いと思われる所以かもしれません。今でもクイズ番組などで答えを知っている問題が出題されると真っ先に答えないと気が済まないし、知っている情報を解説されることに耐えられなくなってチャンネルを変えてしまいます。何故既知の情報を聞くことがこんなに嫌なのか、どこに異常があるのかまだ分かりません。

就学して躓いたことを挙げればきりがありません。私は何でも先生の言う通りしましたが、「掃除をする」という非常に広義な指示が通らず、「掃除の仕方も知らない」と母経由で非難されました。具体的に何をどうしたら良いのか分からず困った私は、人の動きを真似することにしました。同時に同じ行動をしているのがバレたら恥ずかしいので、少し時間をずらして倣いました。それに慣れてきたら、その人がやり出すほんの少し前にこっちが先取りするという方法を編み出しました（大人になった今でも、こういう時はこういうことをするべきだという作法として覚えていることを機械的に、しかも極力先回りしてやっています。相手や周囲のことを慮って「気が付く」「気が利く」ということではないので、分かる人にはきっとバレていると思います）。

「できた人から持ってくる」課題では誰よりも早く先生の所に持って行きました。一番乗りで課題をクリアして意気揚々と席に帰るのが優越でした。得意満面で椅子に座っていた様子を、先生はまたも母に「他の子に教えてあげたりしない」と伝えました。それを聞いた母には「優しさがない。情けない」と言われました。指示されていないことをしないで非難されるとは、本当に不意打ちで殴られたような驚きでした。完璧を目指す私は、今度はまだ終わっていない子に教えてあげる努力をしましたが、「正答」以外を「教えてあげる」ことができず、逆に迷惑だったんじゃないかなぁと思います。そうしてその内、一番乗りで上がることをやめました。そう言えば、保育園年長のある帰宅後、母に急に「いい加減自分でやったらどうなの！」と怒鳴られたことがあります。どうやら母は、ママ友から「うちの子は自分で脱ぎ着するわよ」という話を聞いてきたようでした。でも私は「脱がしてくれなきゃヤダー」と駄々をこねる子どもだったわけではなく、待っていられない母が、さっさとスモックを毎日脱がしていただけでした。「あなたももう年長だから、今日からは自分で脱ぎ着しなさい」と言われれば、面倒がっても「そうなのか」と受け入れたはずです。長く慣れた（しかも私が無理に勝ち取ったわけでもない）習慣について急に非難されるのは、かなり驚き、ショックでした。

私は少しの過ちも犯したくない完璧主義だったので忘れ物もほぼありませんでしたが、稀にそんなことでもあるとこの世の終わりのように朝から落ち着かず、先生を見かけるとすぐさま走って行って懺悔し、取りに行って来いと言われようものなら体育の授業でも出たことないというくらいのスピードで一目散に取りに走りました。

マンガなどのおかげで面白い話や面白い言い回しなどの引き出しが他の子より多く、自分のことをどちらかというと会話を引っ張って行く側だと思っていました。がこの頃、おかしいなと気付きました。笑わせられないのです。リードできないのです。今なら何となく想像できます。言いたいことだけ言って、会話の流れに合った発言ができていなかったのでしょう。勢いと雰囲気で笑ってくれる年齢は終わりつつあったのです。[*10]

＊10　決まり文句〜残念な応用力

人や状況に応じて発言を変えられる能力がありません。マンガやアニメからイイ！と思った言い回しや言い方、振る舞いを輸入してしまうと、決まった条件や単語に反応して決まったセリフを使ってしまい、その場にそぐわず人々を一瞬黙らせてしまうことが度々あります。違和感には気付くものの、イイはずの言い回しだし、「阿《あ》」と「吽《うん》」のようにワンセットだし、他の良いセリフを知らないのでどうすることもできません。

大人になってからは、何かを言われた時、人として会話を成立させるためには不自然な間《まぁ》が空いてはいけないことは知っているので、相手の話の中にある単語を手掛かりに、脳内ストックの引き出しをひっくり返して、セットになっているはずのセリフや、キーワードについて知る知識を引っ張り出しますが、まず緊張しているので耳から入った音を言葉として分析する精度が著しく落ちています。そしてその問いのために考えて出した返答ではないので、何かちょっと外した感が漂うのが普通で、一見上手く返事できた雰囲気になっても、その回答が本当にちょうど良かったのかどうなのか一晩中悩みます。誰のパクリでもない自分自身の言葉で、即座にその場に相応しい返しができる人を、本当に賢いってこういう人のことを言うんだろうなと羨望します。

ストック頼みはセリフだけではありません。私の殆どの表情や表現は後天的に体得したものです。祖母からお小遣いをもらう時の困った顔、意図せず何かもらった時の喜ぶ顔、驚いた時のジェスチャー…いずれもノーリアクションでは事態が完結しないために身に付けました。

その内高学年にもなれば、張り切れば張り切るほど誰かの揚げ足を取るような発言になり、さすがの私にも皆が白けまくっているのが痛感され、自分が人の輪に入りたいと思うことは悪い結果にしか繋がらないのだと悟り諦めました。何故自分がこうも空回りし倒すのか、何が悪いのか分かりませんでした。

集団行動のできない私は「班活動」、というかいつもは何もしないのに「班活動時間」だけこれ見よがしに班員先を争って活動をする嘘くささが恥ずかしくてできませんでした。でも私は仕事をしたくなかったわけではありません。それで皆が一斉に活動している時は仲間に入らないで、皆がいない時にこっそり活動していました。図書係反省会で「こいつ何もしてなかった」と責められた時、先生が「ちゃんとしてましたよ」と助け舟を出してくれました。私が一人で学級文庫を整頓しているのを先生がたまたま見ていたのですが、それを背中で感じながら気付いていないふりをしていた私は、先生が強力な証人になることをうっすら期待していました。私は生来ずるがしこくて卑怯でした。

よく遊びに行った近所のお金持ちのお宅には沢山おもちゃがあり、外国の雑貨があり、子ども雑誌があり、パソコンがありました。私はそれらがめあてで、皆が「鬼ごっこしよう！」と外に出て行くのについていかず、一人で雑貨を鑑賞したり子ども雑誌を読み続け、よく「何しに来たんだよ」と言われました。遊ぶイコールおもちゃの沢山ある家に行くことと思っていたかもしれません。

◆膨れてゆく不全感

モノへの偏った執着もいびつでしたが、人に対しての執着は厄介でした。友達は世界でずっと一人だけいれば良く、その人以外は友達ではなく、他者の邪魔を望みませんでした。Kちゃんが全てでした。母親と同化して母親に依存していた私の、依存先が変わっただけかもしれません。一般的に小さい頃の友達関係はとても流動的らしいので、長く永久に深く変わらず二人きりの友達でありたいと思う私は、先着順思考も手伝って、この先、よく捨てられたような気持ちを経験することになりました。

三年生になってKちゃんとクラスが分かれても、私は毎日当然のようにKちゃんと帰るために、Kちゃんの教室へ行きました。Kちゃんのクラスの女子が一緒に帰るようになったのを「邪魔だな」と思っていましたが、本当の邪魔者が自分だとは思いもしませんでした。Kちゃんを迎えに行けばKちゃんたちに別のドアから走って逃げられるようになり、昇降口で待てば目の前を走って逃げられるようになり、どうやらKちゃん自身の意志で自分を避けているらしいと分かるようになっても、長いことKちゃんを待つ以外どうして良いか分からず、待ち続ける日々が続きました。律儀とか融通が利かないという表現をよくされますが、状況が読めないので、状況に応じた対応ができないのです。Kちゃんが私を睨む目を見て、やっと自分は嫌われたのだと悟らざるを得なくなりましたが、何故かは全く分かりませんでした。クラスが変われば友達も帰る人も変わると私は知りませんでした。天災のようでした。

Kちゃん以外に誰かと帰る発想はありませんでした。帰宅すれば、近所にKちゃん以外に遊べる子がいないでもありませんでしたが、「もう帰る！もう遊びたくない！」と突然絶交されたりして、ついに誰もいなくなりました。近所の子らとかくれんぼをしていたはずなのに、いつまで経っても探してくれない、おかしいなと思ったら私以外帰路についていたなんてこともありました。一人家に帰る道の惨めさを忘れられません。私自身に問題があったのか、気まぐれな子どもらしさについて行けなかっただけなのか分かりませんが、そんなことばかり続くと誰も彼もが自分を嫌いなのだと思うようになりました。帰宅しても家から出ない私は「誰かと遊んで来い」と母によく追い出されましたが、行く当てもなく、ぶらつく場所もなく、途方に暮れて家の前で突っ立って、時間が経つのを待つ日が続きました。我ながら何て情けないんだろうと惨めに思いました。

三年生のクラス替え後に親しくなった子にも、五年生のクラス替え後に仲良くなった子にも、一年も経過した頃に激烈に嫌われ絶交され、理由は死ぬほど知りたかったのですが今でもそれは謎のままです。それに懲りると、嫌われるくらいなら私から離れるというスタンスになりました。友達関係に不安を感じるくらいなら一人の方がマシでした。女の子は複雑で怖いと思うようになりました。長きに亘《わた》って女性（特に集団）は不安の対象でした。

四年生の時の班替えで、初めて「所属」感を味わえるメンバーになったことがありました。その中のKくんの丸刈りの頭をなでることが気持ちよくて大好きで、「やめろよ」と言われてもどれほど嫌がっているか知る由もなく、本気で大声を出されても心外だとさえ思いました。私は彼をモノ的に気に入っていたと思われます。ふざけた勢いで、誤ってKくんのてのひらに鉛筆を刺したこともありました。もちろん謝りましたが、やっちゃった〜くらいの意識だったような気がします。「所属」感というよりは「自分の延長」感を久しぶりに感じられた…の方が正しかったのかもしれません。今チャンスをもらえるなら彼にもう一度全力で謝らせてもらえないだろうかと本気で思います。

子どもの遊び方は流動的です。次の日には別の遊びを開発しています。同じことの再現を楽しむ私は、奇跡的に楽しく遊べた翌日は、昨日と全く同じことをして遊べないことが残念でなりませんでした。仮に昨日と同じ遊びをすることになっても、昨日と全く同じ展開になるわけはなく、他人には分からない不満を募らせました。法則性なくカオスになって遊ぶ子どもより、落ち着いてちゃんと私の相手をしてくれて、何だったら話の主導権を握らせてくれる大人が好きだった私は、何人かの先生にかなり懐きましたが、残念ながら先生には逆に距離を取られていたように感じました。丸刈り頭を我がもののように撫でてしまったKくん同様に、先生を自分の物化せんばかりに距離を詰めすぎていたのかもしれません。

いつしか夢遊病と、呼吸のたびに変な音を出すチック（？）と、猫背になっていました。朝起床すると、寝る前と着ているものが違ったり、布団が洗濯機の中に突っ込まれたりしていました。今の知識で考えれば何かストレスがあったのではないかと推測されますが、当時の私はその現象をむしろ何か特別みたいだと思っていました。チックや猫背は母が必死になって治そうとしましたが、それら症状が私の将来にどんな影響を与えるかではなく、母本人がそれを聞きたくない見たくない気持ちが強かったようで、「いい加減にして！」と怒られたり、背中に定規を入れられたりと、罪悪感とコンプレックスを残しただけのような気がします（母によると、近眼になったのも、虫歯になったのも、私の性根の問題のようでした）[*11]。特に変な呼吸は「やめなきゃ」と思えば思うほど、どうやって息をしていたか分からなくなり、よりひどくなりました。それと並行して、食事の時に一口ごとに口周りを拭ったり、妙に潔癖症気味にもなりました。夢遊病とチックはいつの間にかなくなりましたが、猫背は完全に板につき、潔癖症は恐らくあれこれと姿を変えながら残り続け、その内、髪を触り続けては抜くという、比較的緩やかな癖が新たに出てきたりしました。

＊11　母の刷り込み1：自分への最初の評価

小さい内は母親が言うことが全て正しく、母のセリフをそのまま口にし、外界から（つまり後から）入ってくる矛盾した情報は全て間違いだと思っていました。「情けない子」としばしば母に言われた言葉がショックでしたが、母の言うことは正しいし、言われたことは事実としてインストールされてしまうので、自分は情けない子なのかと納得しました。その後の人生は、それを追認するような経験ばかりだったので、納得は確信へと変わっていきました。だから今でも他人に何か褒められても「私を騙そうとしているんじゃないか」とつい不審に思ってしまうか、もしくは、何かボロを出すようなことをしてしまって、訝しんだ相手がカマを掛けてきているんじゃないかと不安でたまらなくなります。幼少期に男の子とよく間違われ、「サル」「ゴリラ」と言われた経験が多いので、見かけへのコンプレックスが異常に強くなってしまい、せっかく誰かが見た目を褒めてくれてもやはり「何を企んでいるのか」と怖くなってしまいます。これは刷り込みによるものだと自覚しても、条件反射で起こる不安感は何ともしがたいです。

高学年になると、特殊すぎる特徴は隠したり既に目立たなくなったりしていましたが、その分自分では原因のよく分からない不全感で毎日鬱々とし、慢性化しました。自分でもわけが分からない不安定に陥っていたのだと思います。じっとしていると自分からもやもやとしたものが太陽フレアのように漏れ出ているのに気付きました。フレアは留まることなく私から出続けました。攻撃性として外へ発散されず、でもまだ上手に内へ溜め込められなかったストレスが漏れていたものだと思います。そうやって十余年の内に溜め込んだ劣等感や自己嫌悪が利子を増やし、その後の人生は弁済に充てられたような気がします。

授業では「〇人組に分かれて」という先生の指示が多くなりましたが、私はそれが苦痛でした。超音波でも出しているかのように皆あっという間に〇人組になり、女子が奇数であったため、私は必ず余りました。たまに誰かが休んで偶数だったりすると更に苦痛でした。誰か余っていると「私なんかと組むなんてきっと嫌に違いない」という心理が働いて「組になる？」という言葉が出てきません。そして案の定余った女子は大概三人組を作りました。その内「〇人組になって」と指示が出たら、相手を探すそぶりもせず一人で皆から離れて座るようになりました。オロオロした挙句悲しい気持ちになるよりか、最初から試合放棄している方がずっと楽でした。仮に誰かと組になったとしても、心の中で相手の不幸に謝りながら授業を受けるのは苦痛でした。

休憩時間の使い方には苦慮しました。低学年の内に運動場の遊具は何が面白いのか分からなくなったし、皆が熱中するドッジボールは、ただ当てられる恐怖を先延ばしにする球技でちっとも楽しくありませんでした。鬼ごっこでは、影人間の私が鬼に狙われる可能性を信じて真面目に逃げるのが何だか恥ずかしかったし、間違って鬼になったりすると、誰を追いかけたら良いか分からず、追いかけられるよりも困りました。頑張って誰か追いかけようとすると決まった人しか追いかけられず、他の人が興ざめしているんじゃないかと気が気ではありませんでした。高学年になると、することもないので図書室へよく行きましたが、何だか本が多すぎて何を選べば良いのか分からず途方に暮れ、結局何も選べず、唯一マンガの載っている『蛍雪時代』コーナーにしか行きませんでした。短い休憩時間はトイレに何度も行くわけにいかず、本を取り出しては読みふけるふりをしました。

いじめられていたのかというと、いじめられていません。いつも汚れて臭い子など、分かりやすい子は他にいて、私のドン臭さは目立つほどではありませんでした。仲間外れだったかというと、誰が企図したものでもなく、ただ私が浮いていただけなのではという気がします（確認していないので実際は分かりませんが）。

私は、例えば「内緒よ」と枕詞が付けば、誰に内緒で誰に内緒でないのかが分からないので「じゃぁ聞かないや」と応えました。本当の内緒なら守る自信はありましたが、生真面目に内緒を貫いていると、結局皆が内緒話に楽しく盛り上がっていたりして、よくその現実に取り残された感を味わう羽目になったからです。その愕然を味わうくらいなら、最初から枠の外に出て行った方が楽でした。下を見ながら廊下の端を歩き、人と目が合いそうになると慌てて逸らし、人の輪を避けたのは、仲間外れだったからではなく、仲間に入れない辛さを回避したい自らの意志だったように思います。自分が誰かに話しかけるとその人にとって迷惑なのではないか、私はいない方が良いのではないかと考えるようになったのはいつ頃だったでしょうか。年を追うごとにこの不安は大きくなっていき、極力人を避け、人が沢山いる所では気配を消すことに注力し、誰かと話していて別の人が加わって来ると彼らのためにその話の輪から抜けなければと強迫的に思うようになりました。その不安は努めて薄くできるようになった今でも根強く私の中にあります。

その一方、人並みの感覚がないおかげで、大勢の人前での発表など全く臆さなかったり、しかも結構出たがりで小器用だったり、テストの点数は良かったりしたことから、有難いことに「優等生」として扱われました。仲間外れだったのか孤高だったのか微妙です。学級委員や児童会など役割をもらい、おかげで寂しいけれども社会的にはさほど惨めでもない小学校時代を送ることができました。役割があるというのは救いがあります。その役割をしている間は手持無沙汰にならないのですから。卒業文集のアンケートで「将来キャリアウーマンになっていそうな人は」「教育ママになりそうな人は」で自分の名前が挙がって、「存在してなかったわけじゃないんだな」とほっとしたのを覚えています。

中学校に行くようになって初めて、通っていた小学校に愛着が湧きました。私はいつもそうです。現在進行形でそれと繋がっている時は繋がっているだけでしんどくて、離れて初めて冷静に俯瞰できたり大事に思う気持ちになったりします。卒業後、最後の担任を訪ねましたが、全く懇意にしていたわけでもない元生徒が目的もなくやってきても先生は困るだけで、私は後悔しました。どうして自分はリアルタイムにそれを楽しむことができず、終わったものにばかり思いを馳せるんだろうというのは長年の悩みであり謎です。

◆コピーで得た成功体験

中学校になると教科ごとに先生が変わり、生徒の半分は隣の小学校からやってきた人たちでした。先生は当然名札を付けておらず、なかなか覚えられなかった私は「ここの先生は一体何人いるんだ」と思っていました。社会の先生と理科の先生は眼鏡で男性で中年で、最初はたった一人もしくはすごく沢山「眼鏡の中年男性先生」がいるのかと思っていましたが、写真や似顔絵で一度別人だと覚えると、生身の人間の顔も分別できるようになったから不思議です。

教室内での所在のなさや、「友達はいるべきだ」という常識や、実際の寂しさや、そんなものから、小学校の時より一層友達を求めました。求めましたが誰かといるということはストレスでもありました。

複数人以上での会話ができない私は、口数が少ないなら、一言で如何に真理を突いたことを言うか、もしくは誰も知らないことを言うかが自分に残された活路と信じ頑張りましたが、私の発言は会話の流れを分断するだけでした。自分が良いと思う振る舞いがどうやら皆にはそう思われていないことは分かりました。運動神経もない、集団行動もできない私は、劣等感と恐怖心から、父の望む団体スポーツの部にも母の推すブラスバンド部にも入れず、女子部員のいない剣道部に入り、自分から交友関係を広げる可能性を摘みました。中学生にもなると、友達は部活でほぼ繫がっていると知ったのはずっと後のことです。やらなければならない部活なので三年間籍を置いていましたが、何が楽しいのかずっと分かりませんでした。毎日充実した様子でそれぞれの部活に励む彼ら彼女らに憧れました。でも自分は運動神経でも人間関係でも人として失格という自覚が強く、足手まといや邪魔者になる辛さを想像するとチャレンジする気にはなれませんでした。そう言えば元来のいやらしいはずの性格は、この頃には身を潜めてしまっていました。高慢な性格は何度も頭を打って卑屈になり、自分が一番正しいと思っていた極端は、自分が一番無価値くらいの極端へ走っていました。

「先見の明」が欲しいと強く思っていました。先見の明とは先のことが見通せるようになるらしい力ということくらいしか知りませんでしたが、私には魔法のような響きがありました。見通しが立てやすくなるなどといった現実的で療育的な発想ではありません。自分を包む不全感をどうにかしたかったのだと思います。[*12]

＊12　母の刷り込み2：ありがたくない基盤

「どこで育て方を間違えたんだろう」と母はよく言いました。それは、自分を責めるふりをしながら確実に娘を黙らせ、罪悪感でいっぱいにさせる魔法の言葉でした。今にして思えば、本当のところは、自分の思った通りにならないまま「自立しつつある子ども」の兆しを快く思わない母の、母親という立場を盾にした暴言と言えます。でも実際、毎日が不全感でいっぱいだった私は、何をしても人並みにできないし、物を知らないし、母の言う通り自分は不良品だと日々自覚を強めました。小さい頃に「どうして普通にできないの」「私が恥ずかしいの」と言われたことと合わさって、私はこんな自分ではない「正解」の自分になろうとしていました。成長するにつれ、母親の言うことだけが正解という信心は薄れ、母親の価値はゆっくり下がっていましたが、母の刷り込みは大きく、私の基盤として揺るがないものになりました。後年、自分を悪く言う人こそ自分のことを最も分かっている人と信じていた私は、きっとこの刷り込みの産物です。

アニメ大好き女子たちと親しくなった時期がありました。決まった話題についてだけ話していれば良いし、少し勉強すればアニメの知識もすぐ追いついて、元々絵を描くのが得意だった私には気楽で程良く、暫く彼女らと行動を共にしました。でもアニメの話しかしないことにすぐにつまらなさを感じ、社交的な会話など全くできないくせに、もっとアニメより向こうの話をしたいと思い、疎遠になりました。

中学生活が半分も過ぎた頃、たまたま班が一緒になってとても仲良くなれた女の子（彼女らは仲良しグループというものを持っていませんでした）が二人いて、私はやっと学校を楽しいと思えるようになりました。何をするのも楽しくて、一生このままなら良いのにと本気で願っていましたが、残念ながらクラス替えで彼女ら二人は同じクラス、私は一人別のクラスになってしまいました。一筋に追いかければ気持ち悪がられるのを十分知っていた私は、休憩のたびに彼女らの教室に行きたいのを必死で抑えました。行っても良いのは何回までか考え、さりげなさを装い、後ろ髪引かれている様を気《け》取らせず、たとえ運悪く彼女らがいなくても「如何に彼女らに依存しているか」がバレないように、「彼女らだけを目的に来たわけじゃないの」アピールとして、周囲にいる誰か（女子は怖いので男子）に一言二言話しかけて帰るようにしました。予想外のことに、そのおかげで彼女らのクラスで話せる男子が急に増え、彼女らがいなくても長話をできるようになり、そしてそれが彼女らの気を悪くして、嫌われるようになりました。確認したわけではありませんが、さすがに顔を見れば分かります。彼女らをダシに男子と仲良くなった構図でした。彼女らの教室へ行けなくなりました。

バスケ部で活発で男女問わず友達がいっぱいいて、普通にしていたら絶対接点のないはずのCちゃんと親しくなれたのは、たまたま家庭科の活動で一緒のグループになったからでした。出会った順＝友達順位という幼い発想の私からしたら、既に出来上がっている友達関係（しかも同じ部活という固い絆付き）に後から誰かが入ってくるのじゃ、かなりの異物感だと思うのですが、私の苦手な「女子らしさ」がない彼女とそのバスケ仲間は、普通の女子らしい興味も話題も雰囲気も、何も持っていない浮いた私を何のアレルギーもなく輪に入れてくれました。友達の教室に行けなくて消沈していた私はまた蘇生しました。そして猛烈にCちゃんに憧れすぎた私は、彼女を真似し始めました。憑依したかのように真似ては気持ち悪がられると知っていたので、丸きり完全コピーにならないよう気を付けながら、彼女のようになりたい一心で、笑い方・話し方・話しかけ方、諸々をこっそり真似ていきました。考え方までコピーしたかもしれません。空っぽの器の私は、それからも誰かのキャラを丸々入れることで、人生を乗りこなそうとしますが、それはこのCちゃんコピーが最も幸せな結果をもたらしたという成功体験になったからだと思います。気が付くと一見活発になって、いわゆる「目立つ」男子と沢山喋れる「目立つ存在」になっていた私は、その急な悪目立ちのために沢山の女子らしい女子から嫌われるようになっていました。長く「不要な空気」のような存在だった（と思い込んでいた）私は、妬まれることがとても新鮮で、むしろ良い気持ちでした。何よりCちゃんたちと、お泊りしたりお出かけしたり、話し込んだり、年齢相応の友達付き合いをできたことが楽しくて楽しくて、またもこんな楽しい状況が一生続けば良いのにと思っていました。おかげで中学生最後の一年間は、きっと人生で一番楽しかった一年間だったと思います。

ある日、父の知り合いが来てお酒を飲んでいました。それまでに来たことがある人か、初めてきた人か、顔を覚えない私には分かりませんでした。挨拶をして、その内私はお風呂に行くと言って立ちました。服を脱いでいたらその人が風呂場の戸を開けて「あぁ、間違えた」と言って、ゆっくりとした動作で戸を閉めて隣のトイレへ行きました。短い時間にこれだけ沢山のことを考えられるかというくらい、沢山のことが閃きました。事故なのか故意なのか。私は即座に故意だと思いました。でもまた即座に経験上その考えを否定しました。次に、事故か故意かさておき声を出すべきなのか、声を出すのであればそれは何という言葉であるべきなのか、私の態度は上からであるべきなのか下からであるべきなのか、等々考え、考え、考えて…そして、お風呂へ入りました。お風呂から出てその人のしれっとした様子を見て「何もなかったのかもしれない」と思い、また、他言してはいけないような気もし、そのことについて誰にも話すことなく眠りました。真実は不明のまま、片付かないまま、何年も私の中でそのまま放置されていました。[*13] たまたま何かのはずみで妹にこの件について話し、事故でも故意でも声を出せば良かったのよと教えてもらったのは、十年以上後のことです。この性質がこの後何度か、思い出したくもない災いをもたらしました。障害の有無に関係なく、性的被害に遭わないために、特に女の子には是非起こりそうなケースと、対応方法を予め教えてあげて欲しいと思います。

＊13　体内時計の速さが違う2：鈍い反応

良いことであれ悪いことであれ、情報が入ってきて、何があったかを理解して、自分がどうしたいかが分かるまで異常に時間がかかります。自分に降りかかっている出来事をリアルタイムに整理することができず、事が終わって何時間も、下手をすれば何日もかかってやっと感情が反応するので、自分がどうしたいかが分かった時には全てが終わっています。降って湧いた理不尽な出来事を、何日もかかってやっと理解しては、行き場のない負の感情を何年もやり場なく持ち続ける羽目になります。思ってもみなかったことが起こると驚いてフリーズしますが、大体思ってもみなかったことばかりが起こるので、ひとしきり体験するまで約四十年間フリーズの連続です。

◆コピーはただのコピー

同級生の殆どは地元の公立高校に進学する中、反復とスパルタで有名な進学塾のおかげで、私は皆と離れ私立に進学しました。Cちゃん効果で人生のピークにいた私はどこに行っても何でもできるような気になっていました。でも実際はCちゃんの皮をかぶっていただけで、たまたまそれを柔軟に受け入れてくれる女の子たちに恵まれていただけでした。「最初が肝心！でもきっと今の自分なら大丈夫」と入学初日、張り切って近くにいた人に話しかけてみたものの「あれ、話が続かない」と違和感に気付いておろおろしていると、あっという間に、エスカレーター組も新入学組も仲良しグループを形成しました。私は焦りました。新しい環境ではCちゃんの皮は通用しませんでした。

私は同年代の子たちが当たり前に知っていることを知りませんでした。ファッションに興味がない、歌番組を見ない、バラエティ番組を見ない、ニュースを見ない、ドラマを見ない、芸能人が分からない、新聞を読まない、CDの聴き方も知らない、ビデオの借り方を知らない、ブランドを知らない、カラオケやゲームセンターなどの娯楽を知らない、ファーストフード店に行ったことがない、男子と付き合ったことがない、付き合いたいとも思わない…共有できる話題を何一つ持っていませんでした。そしてそれでいて厄介なことに、そんな何も知らない、汚れていない自分をむしろ少し気に入っていたほどで、母親の嫌う俗っぽいものが自分に入ってくることを嫌がってすらいました。彼女らと親しくなりたいと思いながら、「こんな無垢な私の良さに気付け」とばかりに、自分を変える気はなかったと言っても良いかもしれません。そして私は、ただ人の輪に入る必要性と願望だけは強迫的に持っていたのに、その輪の中の人に対する興味は持ち合わせていませんでした。どこに興味を見出し共感すれば良いのか、端緒は見えませんでした。

小中学校と比べて高校のクラスというのは、圧倒的に「クラス」という縛りが弱いように感じ、「所属している感」は更に希薄に感じられました。高校生にもなると、人間関係や対人処理法は一層高次になり、より大人びてクローズドの世界のものとなったようで、一度も彼らが「何を考えているか」分かることなく砂を噛むような毎日でした。

塾も卒業して、その次にどこへ通えば良いかも知らなかった私は（母はこの私立校へ入りさえすれば万事大丈夫と思っていたようです）、授業にはあっという間に挫折しました。部活にも入らず、放課後することもなく、文字通り家と学校を往復するだけの毎日で、帰宅しても何もすることがありませんでした。学校に来て、理解できない授業を受けて、休憩時間を持て余し、何も喋れず気疲ればかりのお弁当を食べ、家へ帰るだけ…皆がどこへ消えていくのか不思議に思った私は、私が帰った後の教室で何かあるのではと思い、放課後教室に残ってみることにしました。でも私は教室に一人残されただけで、何も起こりませんでした。一人ひとりを捕まえて、放課後何をしているか問うて回りたいくらいでした。全員に聞けたら、その中に私のすべきことがあったかもしれないのに。

例によって終わったものを懐かしんだ私は卒業した中学を訪ねたり、仲良しが通う高校の文化祭に行ってみたりしましたが、私が戻るべき場所などありませんでした。親交を深めた先生などおらず、旧友たちは前を向いて既に私の手の届かないところへ行ってしまっていました。彼女たちは振り向きません。[*14] 取り残されている感を感じすぎないように、また、一人過去に妄執していることを彼女らにバレてしまわないようにするには、絶対的な理由が発生するまで連絡をしないことでした。友達の賞味期限はいつまでなんだろうと悩む私は、向こうが負担に思わないよう、必要以上に距離を取ろうとしました。そうしていつしか、私の本意とは裏腹に友好は薄れてゆきました。

＊14　体内時計の速さが違う3：時間の流れる速さが違う

自分に流れる時間が他の子らと違うと自覚したのはこの頃です。音を立てるような疾走感で身も心もどんどん変化していく皆を、どうして自分は何も変わらないのだろうと、彼らが行ってしまうのを一人後ろから見ました。でも、よく考えたらずっと昔から人より遅かったかもしれません。他の子が一瞥で満足するものを延々飽きもせず鑑賞し続けたのも、級友の名前と顔を覚えた頃に三学期が終わったのも、他の人の中ではとっくに終わったものをひたすら温め続けたのも、気に入った曲を365日毎日リピート再生するのも、気に入ったものばかりひたすら食べ続けるのも、言った本人が忘れたことを延々守り続けるのも、相手に言われたことや身に起こったことの理解が異常に遅いのも、そのせいかもしれません。きっと人より時間の経過が遅いから、同じものを理解したり覚えたりするのがより遅く、同じ時間内で把握できる容量が少なくて、好きなものも嫌いなものも触れるたび新しい発見があるのです。

当時の私が自分をどう納得させたかというと、変われないのなら変わらないままそこにいて、変化のスピードについていけなくなって、疲れて退《ひ》き返してきた誰かが腰を下ろすような場所になるしかないと、変わらないことに価値を見出し開き直ることでした。

女子高生らしいものに憧れた私は長電話をしてみたいと思いましたが、そんな仲の人もいないので、別の中学校へ進学した古い友達に電話をしてみました。でも用件なく電話をしても、話すことがありませんでした。おかしいなと思った私は、考えられる限りの話題を箇条書きし、話の展開をシミュレーションして何度か長電話にチャレンジしてみましたが、私の想定した返答が返ってくることがまずなく、相手の言葉を受けて次の句が継げず嫌な間《ま》ばかりが続き、疲労困憊し、諦めました。何故長電話ができないのか自分では分かりませんでしたが、よく考えたらただでさえ雑談ができないのです。ツールが変わったところでできるわけがなかったのでした。後年世の中にeメールができる携帯電話が登場すると、私は飛びつきました。文章は何度も推敲できるし、反応時間を気にする必要もないし、ぐずぐずしている私にぴったりです。

二歳で初恋をしたものの、マンガやアニメに出会ってからは手本にするのも好きになるのも二次元の人でしたが、中学校でも高校でも好きな人ができました。でも自発的に好きになったというのでなく、いずれも入学して最初にちょっかいを出してきた人が相手でした。何度かちょっかいを出されて、どうして良いか分からなかったのが、やっと落ち着いて「私のことが好きなのか？」と気付くと意識するようになってしまい、「好き」に転じたという感じです。私の場合、いつも向こうから視界の正面に入ってきてくれないと意識のピントが合わないので、今後ずっとこのパターンです。そしてなまじ一つのことを考え出すと、結論に至るまで一心にそのことだけ考える性質なだけに、よく分からない感情は厄介です。ちょっかいを出されて困った時の上手な反応の仕方を、他の女子から盗んで学び、ただ受け流せていた内が一番親しくできていたようですが、その気になった頃には相手はもう飽きているのに、そのことに気付かず、行き場のない気持ちをどうして良いか分からずに卒業するまで持て余した、そんなところでした。なまじふわふわした少女マンガを堆肥に育ったため、そういうのを「恋」とか「未練」とかと言うのだろうと認識していましたが、始まり方すらただ出されたものを食べただけ感が否めないし、本当のところよく分かりません。少女マンガの主人公キャラをトレースしてみただけかもしれません。人の心がそうも簡単に変わるものということをよく分かっておらず、変わったという証拠を目で見ることも、自分の意志で確認することもできず、一度ハマるとなかなか飽きない、一度大きなショックを受けるとそれ以上に大きなショックを受けないと前のショックを解消できない、うやむやが苦手ではっきり決着をつけないと終了できない、それぞれ厄介な性分のせいで無益に三年引っ張ったのだと思います。

日頃対人関係の苦手意識から、人から求められることに慢性的に飢えていた私にとって「〇〇くん、ちのちゃんのこと好きらしいよ」という言葉は大変嬉しいものでした。誰かに注目され、肯定されているというのはものすごく満たされる気持ちになります。でもその反面、「私なんかのどこが良いのか」と不信感でいっぱいになったり、好きでもないその人の気持ちが永久に変わらなければ良いのにと望んだりしました。そして告白されたりすると、「付き合う」というのがどういうことか、具体的に全く分からず、ただ怖くなるばかりでした。断るだけでもすごく疲れる（謝れない時と同じに喋れなくなります）上に、断るということはせっかく私の方を向いてくれた人を拒絶するわけで、自分はとても愚かなんじゃないかという気にさせました。

◆無知ゆえの痛い経験

したいこともなく自分を持て余していたところ、「行ってみれば」と母に言われ、学内の夏休みホームステイプランに参加しました。言われた通り純和風のお土産を持ち、肉じゃがの作り方だけ覚えて渡航しましたが、自分のことすらロクに分かっていない私が、自国と他国の文化の違いに興味ある人たちの期待に応えられるはずなどありませんでした。それ以前に、日本語で雑談のできない私が英語で親交を深められるはずもないのです。受け入れてくれたホストファミリーには、大変申し訳なかったと後悔しています。ホームステイをして分かったのは、全くのノープランで「外国人家族との楽しい交流」を描いていた自分は、重度の身の程知らずということでした。そして日本の学校にいるのと同じく、一緒に行った皆と一緒に過ごす平日は、集団行動ができず自由行動ができず誰とも親しめず、「私何をしているんだろう」「何をしたらいいんだろう」と苦痛ばかりでした。

帰国前日はホストファミリーと別れ、皆でホテルに宿泊しました。皆がプールで遊んでいる時、集団でいることに鬱々としていた私は一人部屋にいました。一人の男子が部屋に遊びに来ました。不安は感じましたが、そう考えること自体が悪いことのような気がして部屋へ入れました。徐々に彼の魂胆がミエミエになってきて窮することになりましたが、私の人生はいつもこんな風にちょっとずつ沢山譲歩したために、袋小路に入っていく人生だったような気がします。何故毅然と「いやだ」「やめろ」「帰れ」と言えなかったのでしょう。ただこの時は、具体的に何をされるか分からないながらも、恐怖心が立ちすぎたおかげで、諦めませんでした。ちょうどその時、休んでいた私を心配して他の女子がドアをノックしてくれたことで、何事にも至らず助かることができました。

私がその男子とヤったという噂が流れたのは、帰国後すぐでした。まさに青天の霹靂で、我が耳を疑いました。本当に全く火がなくても煙を立てる人種がいるというのを初めて知りました。そしてどんなに真実が私のものであっても、形のないそれを証明するものは何もないということもあるのだと初めて知りました。この噂を知っているのか、どんな話になっているのか、一人ひとり締め上げて問い質しては訂正して回りたい衝動に駆られ、発狂しそうでした。でもそうすればするだけ却《かえ》って自分に不利になることが優に想像できた私は、それをしませんでした。思い立ったら即満たされたい性分の私にとってそれは永久に続くかのようなおあずけでしたが、我慢しなければなりませんでした。残りの二年強を掛けて、私は行動で以て自分の潔白を証明しなければなりませんでした。数年先を見据えるような計画を持ったのは人生で初のことでした。

私の高校三年間は、面白くも楽しくもない、消化するためだけのものとなりました。私は私と同じように、どこからもはみ出したような女子といつも一緒に行動していましたが、彼女らを好きだったわけではありませんでした。彼女らといても何を話せば良いのか、間が空かないようということだけに腐心し、共感するものも何もなく、ただ一緒にいるだけでした。毎日鬱々として、誰もいないのに誰か助けてくれないかと念じ、そうでなければ世界が終わるか私なんか死んでしまえばいいのにと、そんなことばかり考えていました。

ホームステイに行った男子達から文化祭の歌合戦に誘われ、この人たちは噂を知っているのかと容疑者を見るような思いでしたが、参加しました。当時巷ではダンスが流行っていたそうで、彼らはバックでダンスをしたいので私は歌要員ということでした。申し訳程度のダンスを教えてもらいましたが、それがとても楽しくて驚きました。私の頭の中は常に霞《かすみ》がかっていて、クリアな一瞬は貴重でした。勉強に集中するのもテレビを見るのも、長い手紙を書くのも車の運転も、工場などの単純作業もそう、作業に没頭して無心になれる時間が大好きです。私の人生には目的はありませんでしたが、こういう時間を求めることが目的になっていたような気がします。私の人生に最も多い手段目的化です。マンガを読んだり描いたりするのは最も積極的に集中できる大好きな時間でしたが、母に「しょーもない」と言われるようになってからは、罪悪感からかどんどん避けるようになってしまいました。集中できる楽しみがなくなると、時間が経つのが異常に遅く、それでいてぼーっとしていては時間の無駄だという強迫めいた何かにいつも取り憑かれ、目的もないのに時間を急いでとりあえず何かしなければと常に思うようになっていました。甘い物に依存症のようになりました。出される食事は欲しいとは思わず、お菓子を常に食べていました。とりあえず口が動いていれば何かしている気になるというか、口の中が空になるのが嫌でした。制服のスカートポケットには「m&m's」を常備していて、授業中隙を見つけては口に運んでいました。ちょうどダンスを教えてもらったのは、自分の体が自分の命令通りに動くことを実感できるようになった時とタイミングが重なりました。体を動かして、何も考ええなくて良くて、他の人と動きが一致するって楽しい、もっとやりたい!と思ったのは人生初の体験でした。[*15]

＊15　ひどい運動音痴
元々活発さはなく、じっとしてそこから動かないでできる遊びが好きでした。小さい頃は高い所から落ちたり、こけて骨折したり体幹バランスの悪い子どもでした。周りの同年代の子が自転車に乗り、縄跳びを跳び、逆上がりをし、ボール投げをする年頃になっても、私はそれらの殆どを経験していませんでした。運動に限らず、

ちょうちょ結びや口笛など、多岐に亘って不器用でした。私にショックを与えまいとしてか、それとも自分を諦めさせるためか、母は「あんたは生まれつき運動神経がない」とよく言いました。母は「何でできないかな」と怒るか、さじを投げるかどっちかで、母の言葉に私は落ち込みましたが、生まれつきなら仕方ないと思いました。走っても飛んでも何しても人並み以下で、運動会やらマラソン大会やら、サボるという概念がなかったがために毎回真面目に参加しましたが、いつも雨天中止になることだけを望んでいました。

バランス感覚のなさは今でも変わりなく、子どもの頃のようにエレベーターも乗れないほどではなくなりましたが、ちょっとの揺れですぐ酔います。ブランコでも酔うし、ホームに入ってくる電車を見ても酔うし、海で泳いでいても酔います。

最近になって「低緊張」という言葉を知りましたが、成人する頃まで椅子にじっとしていることができず、椅子と机にぎゅうぎゅうに固定されて挟まって何とか座っていました。ピアノの先生は何とかこの座り方を矯正しようとしましたが、矯正されるより先にピアノをやめてしまいました。下着なども極度に締めつけてくるものでないと安心できませんでした。

初めて自分一人で服を買いに行ってみました。それまでは必ず母親と一緒に出かけ、母の勧めるままの服を着ていました。買いに行く前の私には「こんな服」というアニメ・マンガ由来の具体的すぎるイメージがありました。しかしお店に行ってみればそんなものは置いていません。そうなるとゼロからの出発で、何も選べなくなりました。お店を何度も行ったり来たりして、何時間も悩んで買ったものの、母には「何よこれは、信じられない、明日返しておいで」と言わる始末でした。

万引きをしました。雑貨屋さんに髪留めを買いに行って、候補を二つまで絞れたのですが、一つに決められないでぐずぐずしている時、ふと今じゃないかと気付き、一方を袖に差し込み一方をレジに持って行きました。自分でも動機のよく分からない万引きは断続的に続きました。買い物はその後もずっと苦手で、何も買えずに帰ってはまた行く、買った後にもまだ悩み続けるの繰り返しが当たり前です。自分で稼ぐようになったのを機にだいぶ緩みましたが、どんな安価な買い物だって失敗は許されないという強迫めいた念が、意識下に常にあります。

摂食障害と言って良いのか分かりませんが、食べたら吐くこともこの頃繰り返しました。食べて食べて食べて満を持してトイレへ行って吐きました。面倒くさがってお風呂で吐いて排水口を詰まらせたこともあります。吐くために食べていた時期さえあったように思います。無理に吐こうとすると反射で出てくる涙でよく瞼が浮腫《むく》みました。吐きだこができて、喉が突っ込んだ指に反応しなくなって、「もう吐けないな」と気付くまで続けました。吐き続けたのもそれをやめたのも自分の意志だったと思っていましたが、果たしてどうだったのか分かりません。

祖父が亡くなりました。小さい頃は年に一度は会っていた祖父です。近いはずの人の死に私は軽く舞い上がりました。中学生の頃飼い犬が死んだ時は泣く母の背中を見ながら、何も感じない自分を冷淡なのだと思いました。でも今回は祖父です。私は一所懸命自分の心に耳を傾けました。しかし祖父が亡くなったという事実以上の反応が自分の心から返って来ませんでした。結局一度も私の目から涙が出ることはありませんでした。悲しみでマヒしているとかではなく、私の心はただ何も感じていないようであることが分かり、私は再び自分に落胆しました。

◆一体どこがおかしいのか

登下校で使う駅のホームに精神科の看板がありました。「赤面症」「対人恐怖症」など思い当たる病名がいくつかありましたが、私は病気ではないし、どの病名も私の全てを語るには足りません。自分は一体どこがおかしいんだろうとよくぼんやり考えました。毎日がどんなに楽しくなさそうな人でも、それにはそれ相応の具体的な不満の理由があり、私のようなよく分からない理由で不全感を抱えている人はいないように見受けられました。

「変わっている」と同じクラスの男子に言われました。自身違和感を抱えていたものの、主観を押し付ける母以外に誰かが私について適正に評価してくれたことはなく、その初めてのことに自分を新発見する嬉しい気持ちが妙にはじけました。「どこが？」と聞くと、一年生の頃から不思議な浮き方をしていたそうです。具体的には、「とりあえずお弁当の時間に手を合わせて頂きますを唱和していたのは一人だけだった」「歩く時の手を大きく振りすぎ」とかいうくらいでしたが、私はもっとどこがおかしいのか教えて欲しいと思いました。それらは私の知らない私の姿でした。誰かに分析されるのは昔から嫌いではありません。私のどこがおかしくて、普通の場合はどうで、ということを教えてくれれば是正できることがきっと沢山あります。

小学校でやったIQテストのようなマークシートを、中学でも高校でも派遣会社の登録でもやりましたが、知能テストと違う設問は、あれは何を炙り出そうとしたものだったのでしょうか。「理由もなく死にたいと思う」などという、精神状態を問う設問が沢山ありました。素直で優柔不断な私は、「そうは思うけど、理由がないわけではないから、イエス・ノーで簡単に答えられないし、毎日思うわけでもないし」とよくぐずぐず悩みましたが、よく考えたら、うっかり正直に「イエス」にマルなんか付けてしまったら「お宅の子はどこかがおかしい」と親に通報されるに違いありません。狩られないよう、普通の人ならきっとこっち、という回答ばかりにマルしました。

一度だけ自分のことを他人に話してみました。叔母にでした。化けの皮を剝がした自分を何て思うだろうという不安で、相手が大好きな叔母でも勇気が要りました。物心ついた時には自分は変で、自分には自分がなく、もしくは残念な自分しかなく、小学三年生からは人が怖く女子が怖く、友達も殆どなく、大きくなってからは特定の女の子をコピーすることで何とかここまで来たけど、高校に入ってからはそのコピーも使い物にならなくて、それを脱いだら元々の自分がどんなだったかも思い出せないくらい自分は空っぽで、否、本当は元々空っぽで、普通の人に見えるように色々継ぎはぎしてみたけれど結局本当の普通の人にはなれなくて、優等生のように思われているかもしれないけれど、私は無価値で屑のような人間で、毎日が辛いのだと白状しました。叔母は真摯に私の話を聞いていてくれましたが、全部聞いた後「ごめんね、分からない」と言いました。「自分には自分がないと言うけれど、人から見たあなたもまたあなたなのよ。自分では気付かない自分もいるのよ。あなたが自分を嫌いでも、私たちはあなたが好きよ」ということを言ってくれました。本当に伝えたい感覚は伝わらなかったのだと私はとても残念に思いました。でも叔母が私のことを否定的に見たり、何かしらきれいごとなアドバイスをしたりせず、それでもいいのよと肯定してくれたのは嬉しく、話したのが叔母で良かったと思いました。叔母とは以前より沢山話をするようになりました。しかし叔母に全く話が通じなかったことで、そもそも他人にはどう言葉を尽くしても分からないのだ、今後自分の正体については誰に話しても解決できるようなものじゃないのだということが分かり、その後何年も先に自ら病院に行く日まで、二度と誰にもこんな本質を問うような話をすることはありませんでした。

高校最後の数か月、初めて男子と付き合いました。告白された時は、例の噂も気にかかり、一体どういうつもりなのかと警戒心と恐怖心が先立ち一度断りましたが（何故何かを断るという作業はこんなにも重労働なのでしょうか）、断って楽になったらやっとじっくり観察する余裕ができ、良い人そうだと分かったので、後になって自分からお願いして付き合ってもらうという変な成り行きでした。相変わらず自分から探しに行くのではなく、目の前に出されたものの中から恐る恐る選ぶことしかしないのでした。居場所が欲しかった、「誰か助けて」「生まれる前に戻りたい」なんてことばかり考える毎日から引っ張り出して欲しかった、好きになれそうな気がした…私は不純に複雑です。その人はただ一緒に下校するくらいしかできない私に何の文句も言わない、非常に真面目な優しい人でした。「付き合う」というと何をすれば良いのか分からない私には、その人と一緒にいることは想像以上に消耗することでしたが、その人から聞く話を通じて、初めて自分の通っている学校を俯瞰できたことは思わぬ収穫でした。

何の感慨もなく高校を卒業しました。卒業の日のことは何も覚えていません。一日たりとも忘れることのなかった例の噂がどう終息したのか、知りたい気持ちでいっぱいでしたが、確認しようもありません。ただやっと服役を終えたような気持ちだけがありました。「早く今日が終われ」と長い毎日を呪っていましたが、終わって振り返ってみると、びっくりするほど何もなく短い三年間でした。

◆自由な環境で路頭に迷う

叔母の家から通うならとの許しを得て、家を出て遠く離れた大学へ就学しました。偏差値と知名度とスケジュールの空き具合だけで受験校を決めた私は、そもそも大学がどんなものかも全く知らず入学しました。一人で入学式に行ってみれば、親同伴の学生が多くいるのを見て、初めて事の大事さを知り、門を入れば左右から配られた大量のビラのどれが重要でどれが重要でないのかすら判別できず、式が終われば何をして良いか分からず、皆が三々五々どこへ散っていくのか見当もつかず、電話帳のような冊子ひとつを頼りに自分一人で履修科目を決めなければならないことに呆然とし、今後はホームルームもなく全ての情報を存在感のない掲示板ひとつで把握しろと言われ、一日目にして私はもうダメだと思いました。決められた通りにしていれば、全てつつがなく過ごせたそれまでとひどい違いでした。履修案内をめくっても、何せびっしり詰まった文字の羅列から何も情報が入って来ず、全く理解ができません。皆何故こんな放任で平気なのか不思議でなりませんでした。同じ高校から来ていた、顔と名前は辛うじて知っていた女子に勇気を出して、科目の選び方を聞いてみましたが、「え、何となく」といった具合で全く要領を得ませんでした。何故何となくで何でもできてしまうのでしょう。まただ、また普通の人が難なくこなしている作業を私は難儀していると思いました。皆どうやって履修科目を決めていたのでしょう、学生課は役所のような雰囲気で、相談する隙もなく届けを出したものの、結局一回生の内に取るべき単位を落としたまま登録していたことに気付いたのは年度末でした。

高校に入った時も、先生・学生同士の関係の薄さに驚きましたが、大学は薄いどころではありませんでした。構内を一人で歩きながら、そこの芝生ここのベンチで楽しそうにかたまって談笑している人たちが、どういう関係なのだろうと不思議に思いました。またしてもアイドルタイムの過ごし方に路頭に迷うことになった私は、一人ベンチに座り皆が何をしているのか観察しようとしましたが、私のように長時間ベンチに滞在する人もなく、皆が何をそんなに楽しそうにしているのか、ついに分かりませんでした。

皆が楽しそうに散っていくのは、主な理由はサークルということはやがて理解できました。大学とはさぞ自由で楽しいところなのだろうと思っていた私は、大学っぽいサークルに入ってみたいと思っていましたが、テニスサークルだけで100以上もあっては（何で一つじゃないのか?）、どれに行ってみるかを選ぶ時点で遭難し、遭難にうんざりしてとにかく一つに行ってみたものの、浅く広く軽く楽しくがコンセプトのテニスサークル活動も、テニス自体も、活動後のこっちが本懐の「アフター」と呼ばれる飲み会も、精神を削るだけで少しの楽しさも見出すことができませんでした。名前も顔も分からない、何をしているのか分からない、何を楽しんでいるのかも分からない、酒はおいしくも何ともない（頭がどんどん冴えていく）、何を話せば良いのか分からない、何を話しているのか分からない、何を食べて良いのか分からない、会費自体が大出費で気が気ではない、何故ここにいるのか分からない、いつまでいなければならないのか分からない、去り時が分からない…とにかく帰り道は何故こんなに疲労困憊なのかわけが分かりませんでした。それでも話に聞いていた大学生活のお楽しみなので、どんなに楽しいものか知りたくて何度かチャレンジしたのち、私には「大学生らしい楽しみ」を楽しむことは不可能だと諦めました。

毎日何の収穫もないのに、何だかいつも疲れていました。サボるという発想がなかったので毎日一コマも休まず通いましたが、楽しいことなど何もありませんでした。私にはただ家と学校を往復するしかやはりありませんでした。

高校時代に付き合っていた人は、そう遠くない別の大学に行っており、まだ付き合っていました。彼は大変充実した大学生活を送っており、またも彼の口から聞く「大学」で以て、大学というものがどんなものかうっすら把握することができました。私はどうやら本当にいつも木を見て森を一切見られない人のようです。慣れない街中での彼とのデートは平常心を保っていられず、彼にはよく「怒っているの?」と聞かれました。まさか怒ってはいないけれど、自分の状態をして何と表現すれば良いのか自分でもさっぱり分かりませんでした。ただ手を繋ぐというだけでも平常心でいられず、手を振り払って逃げ出したくなる私が、楽しいデートなどできるわけもありませんでした。

付き合っている人の部屋に行くということがどういうことか、予め知っていた私は当然そうなるだろうと思っていたし、逆に当然そうならなかったら、自分が何か次第を狂わせる過ちを犯したんではないかと不安で居た堪れなかっただろうと思います。自分がどうしたいかなど考えもしませんでした。学校は通わなければならないものだから通った、それと同じです(「一つの部屋に男女」という条件が揃えばそうなるもの、と認識していなくて良かったです。私の情報源が青年誌だったら、高校生の頃の不本意な噂は現実になっていたかもしれません)。そしていつか私は、自分の高校時代の潔白をこの人は証明できると思うようになっていました。どっちがついでか分かりません。なかなか大事なものを軽く扱ったものです。同世代の子たちがきゃっきゃと話題にするそれがどんなものかと思っていましたが、特に楽しいものではありませんでした。そもそも他人の皮膚が自分に当たるだけで総毛立つほど苦手で、小さい頃から頭皮や毛穴を見るだけで吐きそうになっていた私が、他人と尋常じゃないくらいくっつくだけで苦痛なのは当然でした。[*16] 最中は「早く終われ」とだけ念じ、終われば「粗相はなかったか」という不安ばかり立ち、我ながら何やってたんだという感じです。相手不在すぎて申し訳ないです。相手もですが自分も不在です。結果私の潔白が証明されたのか、そんなことも誰も覚えていなかったのか、知りようもありませんでしたが、私の雪辱戦はやっと終わりました。

＊16　狭すぎるパーソナルスペース

自ら他人に触ることは何ともないのに、他人から触られることは不快です。それは自分の子どもでも同じで、恋人同士の手つなぎも同じで、自分の意志と無関係に来られるとぞっとするしいらっとします。小さい頃の、特に男の子にはパーソナルスペースなんてものはありませんでしたが、私は彼らのそんな雑さが大嫌いでした。思い切り開いたランドセルも教科書も消しカスも隣の私の机を遠慮なく侵し、並んでいても座っていても、私が自分のために確保したいスペースにお構いなしに侵入し、本当に腹立たしいと思っていました。ラッシュでごった返す駅構内も嫌いです。ただでさえ自分のスペースが確保できない上に、割り込むゲリラのような人がいてイライラはすぐにピークになります。こちらも侵さないから放っておいて欲しいのです。

◆文字になれば想像できる

大学に入って三か月もした頃、彼から「距離を置きたいんだ」という電話をもらって、本当にこの人は真面目で良い人だとしみじみ感じ、そして何も感じない自分を恥じました。私は楽になったのでした。私は異性と付き合う楽しさやウキウキ感、安心感を結局何一つ実感しないままでした。

一人でぼんやりしているところを捕まって、古典芸能研究会に入ることになりました。何でこんな変なサークルに…と思いましたが、消極的な勧誘だったにも拘《かかわ》らず、断れないままついて来てしまった行きがかり上と、部室があるというのが「まあいいか」と思わせました。勧誘してきたのが怪しい宗教でなくて良かったです。

古典芸能研究会は活動らしい活動を何もしておらず、絶好のたまり場となっており、相変わらず顔と名前を覚えられない私は、ドアを開けるたび初見の（としか思えなかった）人が一斉にこちらを向くのが寿命が縮む思いでしたが、行く場所があるというのは有難いものでした。やることも話すこともないので、転がっているマンガや日誌をただ読みました。その日誌にやたら山田かまち的書き込みを見つけました。

私は毎日どの教室にいても無人島にいる気持ちでした。隣に座った偶然の人の信号を感じよう感じようと徒労しました。まるで自分が幽霊か、周りの人皆が幽霊かといった気分でした。でもその書き込みは、私が入学後初めて確認できた「リアルな人」でした。私は無人島でやっと人に会ったようでした。私はその人の書き込みを全部読みました。もっと読みたいと思いました。その人の人となりや来し方行く末まで知りたいと思いました。私は生身の本人より、文章から想像した人物を好きになったのでした。

いつの卒業生かと思ったら、殆ど来てないけど一つ上の実在する人物だったために、人生で初めて私から押し気味で付き合うことになりました。いざ付き合ってみると日誌以上のものは特に出てきませんでしたが、「プレイステーション」とビリヤードと焼き鳥屋さんとカラオケを教えてくれただけで、十分私には新奇的でした。世間知らずも甚だしく、天然記念物のような私だったので、特に何もしてやらなくても「すごいすごい」と反応し、相手は楽チンだったことと思います。

彼氏がいると知った母親は激怒しました。大学なんかやめてしまえと説教しに新幹線でやってくると言いました。結局それは断念したものの、授業が終わったら叔母の家まで片道二時間を急いで帰り、二十時までには実家へ電話を入れなくてはならなくなりました。皆のような大学の楽しみ方はできそうにないと諦めていたところなので、それは不可能ではありませんでしたし、そんな自分を諦める良い言い訳になったくらいでしたが、母に「普通になれ」と言われて以来、聖人君子のような、潔癖で穢れない「普通」を目指してやってきただけに、母の異常な怒りに驚き、私の十八年を以ってしても彼女は満足しておらず、私は信用されていないということに落胆しました。目に見えないものは何も信じない、どんな支離滅裂な疑いだって平気で娘に掛けられる母に対して、不信感を禁じえませんでした。そして私の意志の自由が保証される条件は、いつまでたっても満たされないのだと知りました。また摂食障害のようになり、居候させてくれている叔母とも殆ど話さなくなりました。劇的な解放感を期待して試してみた煙草は、尋常じゃない眩暈と口内炎を催しただけでした。

私が「普通になれ」と言われてきたのと同じように、どんなに頑張っていてもよく「もっと真面目に生きろ」と親や兄に言われると言っていた男の子がいました。何だか他の人と違う様子の不思議な少年でした。テレビに出てきそうなとてもきれいな顔でありながら、その表情を変えず、いつも何を考えているか分からない人と思っていたら、「大事な話だから」と思いがけない告白で、手を震わせながら言葉を慎重に慎重に選ぶ様子に、こんな人は見たことがないと雷に打たれたような衝撃を受けました。結局ぐずぐず悩んだものの、当時付き合い始めたばかりだった山田かまち的書き込みの彼氏に「別れたい」と言う勇気がなく、でもその雷の少年に「ごめんね、すっぱり諦めて」とも言うこともなく、私は縁を切らずにいました。私は自分が彼に抱く執着心を、恋愛感情とは何だか違うと薄々知っていました。きれいな顔が好きなだけかと思ったりもしましたが、明確な理由は長いこと分かりませんでした。

理由に思い当たるようになったのは、発達障害や自閉症について詳しくなった、ごく最近です。彼は小学校以来毎日欠かさずその日の天気と、何をしたか一行日記をつけており、そうしていないと今がいつなのか分からなくなると言っていました。自分の腕や足がどこから出ているか、よほど集中して考えないと分からないと言っていました。右はどちらかと聞かれると暫く考えないと出てこず、うっかりすると何日も食事を取るのを忘れ、満腹を感じず、何かを食べる時も非常に慎重に咀嚼していました。咀嚼だけではありません、吸い終わった煙草もそのソフトケースも、脱いだ服も何もかもを、一つひとつを確認するように丁寧に畳んだり捨てたりしまったりしていたのが印象的でした。そういえばどんなに頑張っても教科書の文字が団子のように重なって見えると言っていたり、漢字に読み仮名を振っていたりしたので、学習障害も併せ持っていたのだと思います。好きなはずの私の顔もすぐ忘れてしまうと言っていました。人の顔は静止画でしか思い出せないと言っていました（私もそうです。どう頑張ってもコマ送り風が限界です）。その時点から何年も何年も経って、彼に対する気持ちがやっと何となく分かってきました。自分の一部を見るような気持ちか、自分の息子を見るような気持ちか、それらに近いような気がします。当時の私に今くらいの知識があれば、何かもっとしてあげられることがあっただろうにと思います。

結局山田かまち彼氏とは、何だかんだで私の就職を機にお別れしましたが（いつも誰ともこういう切れ目が縁の切れ目です）、雷の彼とは最終的に年一回のメールだけになりつつも十五年近く細々と消息を知る仲になりました。その彼も結婚し、子どもが生まれたと聞いてから連絡をすることもなくなりましたが、とにかく今も思い出せば悲しく、彼の消息だけが気がかりで、どこかで元気で幸せに生きていてくれればと思います。今頃彼も私の正体に思い当たって、そんな風に考えているかもしれません。

◆一人暮らしで一から少しずつ

親には絶対一人暮らしはさせないと言われていましたが、三回生になる頃に押し切って叔母の家を出ました。買い物ひとつまともにできず、道を歩けばキャッチセールスに引っかかる私にとって、不動産契約をするというのは無茶苦茶でした。どの店に入るのが良いのかまず分からず、エイヤで入った店で「条件は？」と聞かれて、占い師のように黙って座ればぴたりの物件が出てくると思っていた私はポカンとしました。今の物件探しアプリのようなものはないものの、プロである以上、不動産屋はそんな特殊ツールを持っているに違いないと思っていたので、出たとこ勝負アナログ検索マンツーマン商談の不動産探しが全く受け入れられず、すぐにフリーズしてしまいました。一枚の紙では部屋を想像することもできず、待てなくなった店員に絞ってもらって内見に行くと、想像以上の狭さと汚さにへこんで無言になり、でもぐずぐずして申し訳ないという気持ちが先行し、つい「ここでいいです」と言ってしまい、契約してしまったものの、店を出た直後に後悔し始め、結局叔母に相談して、キャンセル料を払って契約を解消しました（反発していても、不思議と叔母には何かと相談できるのでした。叔母は開口一番「だからあんたはダメなんだ」というようなことは絶対言わないし、一番現実的なアドバイスをくれました）。自分のために無駄遣いすることに異常な罪悪感があるために、キャンセル料という実のない出費をしてしまった自分の使えなさ加減に落ち込んで、更に筋違いと分かっていながら不動産屋を逆恨みしました。やっぱり私はお母さんの言う通りにしている方が良いんだと思い知り、心は振り出しに戻りました。このまま叔母宅に居続けようかなどとも思いましたが、半年後、再奮起して一から探し直しました。契約した部屋は実家の納屋のようなサイズでした。家賃を払って余りある仕送りを親は送ってきましたが、私はそれに手を付けませんでした。できることなら卒業と同時に全額返金して消息不明になるつもりでいました。

一人暮らしをしてみて驚いたことは、息をしているだけでお金がかかるということ、何もしていなくてもゴミが出るということ、生活には神経と現金をかなり使うということ、自分は洗濯物の干し方ひとつ知らないということ、排水口はすぐ詰まるということなど、多岐に亘りました。一人暮らしはしてみるものだと思います。成長できます。コードがこんがらがってヒステリーを起こしても誰も助けてはくれないし、コードが勝手に解れることはないのです。パニックを起こしたり、現実逃避をするより、建設的な行動を先に取るよう考えるようになりました。電化製品の配線ひとつとっても勉強することばかりでした。生ゴミや髪の毛を処分するのは人生初のことでした。正視できないからと言って避けて通れるものではありませんでした。今まで見ないで済んでいたのは、私の代わりに別の人がしてくれていたからだと改めて知る思いでした。従前の自分より少しだけ頑張ってみる…少しずつの積み重ねでできることが増えたように思います。

狭いおかげで自分の持ち物もそれなりに管理できるようになりました。元は要不要の判断ができず、何一つ捨てられない人間でしたが、煩雑になるのが嫌で郵便物含めよく分からない物はぽいぽい捨てました。大事なものもきっと知らずに捨てていたことと思います。運転免許証は二度無くしました。物は必要最小限しか有さず、把握できなくなるので押入れには物は入れませんでした。財布と眼鏡さえあれば後はどうとでもなることが分かりました。一度だけ遊びに来た妹は、よくこんな部屋で我慢できるなぁと感心していましたが、私には、親の仕送りで広い部屋に住むより精神的にずっと楽でした。

やっと最初の部屋探しでの失敗を勉強になったと思えるようになっていきました。一度は部屋探しをしないと知らないことばかりでした。この経験を踏まえ、「知らない」ことは愚かなのだということを学びました。

0か100かしかない極論思考のため、騙されても無知な自分が悪いのだと思うようになってしまいました。俄然皆のように色々なことを知ろう、知らなければと努めました。しかしどんなに勉強しても知らないことはなくなりませんでした。税金、保険、車、株、不動産、家電、ＩＴ（死語？）、行政、年金、法律、家事などなど…追いつくはずがありませんでした。でも私は、堂々と生きている周囲の人は皆これら全てを熟知していて、全部父任せで家から殆ど出ない母とその母に育てられた娘だけが無知丸出しに生きているのだと思っていました。だからこの遅れを取り戻そうと、何でも自分でできる人になろうとしました。その内、普通の人のくせに知らないで平然と「それが何か？」みたいな態度の人を見ると、私ですら知っているのにと怒りが湧くようになりました（今でも、他力本願の母が私に「あんたは何でもできるねぇ」と羨ましそうに言ってくるのに腹が立ちます。ソレをできる人は、生まれつき才能だけでできると思っているからです。私に人並みのことができないと言い募ってきた昔のことなど、彼女は都合よく忘れているのです）。皆が皆、全てのことを知っているわけではないし、知っていなくても良いということに薄々気付いたのは、これから十年以上も経ってからのことでした。すると今度は「皆そんな宙ぶらりんな知識で生きていて怖くないのだろうか」と非常に不思議に思うようになりました。それについても最近うっすら分かってきました。普通の人は日々の生活で必要なあらゆる方面のことについてある程度は知っていて、後は必要に応じて人に聞いたりしていつも何とかなるのです。でも私はある事柄については詳しく知っていても、それ以外については絶望的に無知で、そして気軽に聞ける友人を有しておらず、そもそも誰かに聞くという発想を持ち得ておらず、たとえ聞いたところでちょっと聞けば合点がいくようなレベルではなくて、次から次へと聞かなきゃいけないことが噴出して来て質問攻めにして相手を不快にし、結果知識の収集に於いて自身満足行かず、友人も失うのでした。

住居から駅まではバスがありましたが、時刻表通りに現れないバスを待つのが嫌な私は一時間近く歩くことにしました。最短の道を模索するうちに通学に関係ない道に入ってみるようになりました。更に、迷子になると人を呼び止めて道を聞くようになりました（聞いても聞いた端から忘れてしまうので無意味なのだけれど）。迷子になることを予定に入れられるようになったこと、人に尋ねるという手段を知ったこと、徒歩圏内とは言え方向感覚がちょっと身に付いたこと…子どもの頃家から徒歩十五分の近所で二時間迷子になったこともある私には、これらは大きな進歩でした。私は学校と家の往復以外の行動ができるようになりました。

街中にたまに行くと不思議と道をよく尋ねられました。道に迷っている人がいたら助けてあげたいと思うようになっていた私は、声を掛けられれば必ず立ち止まってあげましたが、キャッチセールスということが多々ありました。でも私はキャッチセールスに対する術を知らず、話を聞き始めるともう手遅れでした。基本的に相手の申し出を尊重するし、それが苦ではないし、礼儀だとすら思っています。相手の言うおかしな話を「そんなこともあるのか」と初めて知る摂理のように聞いているうちに、ゆっくり「あれ？」と気付き始めるのですが、残念なことに、相手の言うことに少しでも理があれば、その言い分は嫌でも聞かねばならないと思ってしまいます。嫌だけど断ることもできず、帰りたくて泣きそうな気持ちでいっぱいなのですが、どうすれば帰れるのか全く分かりませんでした。人の申し出を断ってはいけないという刷り込みのせいでしょうか、ただもうノーという言葉が呪いにでもかかっているように口から出ないのでした。帰りたい一心で高価なものを買わされたこともありました。「イエス」と言えば帰れるのですから「ノー」と言うよりなんぼもマシと思うのでした。ナンパの断り方のように、マンガやドラマで一度でも見ていれば、押し売りも断れたかもしれません。自分の善意で痛い目に遭うようになってからは、呼び止められても無視をするようになりました。それはかなりのエネルギーを要する行為でした。そして、本当に道を尋ねたい人だったらどうしようという後悔が辛くなり、キャッチセールスの程良いいなし方を叔母に教えてもらいました。

私はいつも痛い目に遭ってから後手後手に対策を練りました。全てが私の予想外でした。というより私は何に関しても普通の人なら難なくできるようなまともな予想ができませんでした。こういうことが有り得るとせめて予め分かっていれば私にも心の準備ができるのですが、私は初めてのことには対応できず、事が終わって何時間も何日も経ってやっと理解できたりするのでした。「勉強になった」「ネタになる」と言い聞かせても何の救いにもなりません。一人でおちおち道も歩けないような自分に何度もガッカリさせられました。信頼できる人の言いなりになって生きる方がマシだと何度も痛感しました。誰か私の横に立って私の代わりに全てを決めてくれないかと本気で思いました。この世に付け込む人間と付け込まれる人間の二種類しかないとすれば、私は間違いなく後者です。良い人が付け込んでくれれば、ぼーっとしていても、私に宜しいように事を運んで行ってくれるだろうし、悪い人に付け込まれれば利用されるだけです。付け込んでくる人が良いか悪いかだけで、コントロールされるのが性に合っていることに変わりありません。何だかしんどいと感じながらも、自分を振り回す人から離れよう、離れたいとギリギリまで思えないのは、この性分が私の基本だからだと思います。どんなに反発しても母親の用意した箱の中にいる方が最終的には幸せになるのかもしれない、だって私は一つの決断すら一人ではまともにできないし、したところで失敗に終わるのがオチなのだから…。

三回生になるとキャンパスが変わり、部室がなくなり、空き時間路頭に迷うことになりました。やかましい学食でやかましい学生に囲まれて、空いた席に居心地悪く座りながらどんな化学調味料が入っているかも分からない最安値の素うどんをすするのは嫌でした。かといって敷地の外に出て学食より高い飲食店に入るのも私向きではありませんでした。私は広い敷地の中に、こっそり休む場所を探し歩き、そして程良く広いのに死角という絶好の場所を見つけ、基地にしました。当時の学生はお金もお友達も沢山あったのか、私のように菓子パンとコーヒーと煙草を持って一人過ごす人は他に見かけませんでした。どの空き教室も出入り自由で飲食可だったせいもあるかもしれません。おかげでトイレでお昼を食べるようなことにならずに済みました。

たまたま地元が近いTさんという女子と仲良くなり、よく分からないのでゼミも一緒に決めました。そのゼミにはTさんと同じサークルの女子もいました。偶然だなと私は思いましたが、きっとTさんは最初から知っていて、私と彼女も一緒に仲良くなれば良いななどと思っていたのだと思います。明るく交友関係が広く、典型的な学生生活を謳歌しまくっていたTさんは、私と正反対の人物のようでいて、妹によく似ており、更に全てをリモートコントロールしたがる母親がまたそっくりでした。そんな気安さから私は急激に彼女と仲良くしたい願望に駆られましたが、そんな自分の体質のせいでせっかくできた友人を失っては大変と、努めて距離を慎重に測りました。教室へは一人でやってきて一人で座り、ごくたまにだけTさんの隣に座りました。授業後は三人で教室を出ましたが、彼女ら二人が話している時は大体何を話しているか分からないので、私は一歩後ろを歩き、頃合いを見計らって適当に別れました。きっとTさんは私のことを「一人が好き」な人だと思っていたと思います。そう見せることでしか自分を重荷にさせない方法を知りませんでした。沢山の友人がいる中、彼女は私と海外旅行などにも行ったのですが、理由はよく分かりません。当時私は「良い距離感の友達」なんだと思っていましたが、もしかしたら彼女の人が好いあまり成り行きで行かざるを得なくなっただけかもしれません。

◆母の囲いから外へ

母の支配から逃げたいと思っていた割には母の言葉の影響力は強く、「職種を問わず夜間の仕事はするな」「金が商品の仕事はするな」「酒を扱う仕事はするな」という言葉に従い、早朝から授業が始まるまでの時間、喫茶店でバイトをしました。それまでホテルの給仕や大きめの喫茶店でバイトをしてかなり絶望的に不適合を自覚していたため、これくらいならと近所で見つけた小さい個人経営の喫茶店でしたが、それでも私にはかなり高難度でした。まず相当に少ないはずのメニューとその値段を覚えられませんでした。五人程度の常連さんの顔と名前を覚えられませんでした（最初は十人以上いると思っていました）。常連ごとにコーヒーの値が違っていて、覚えたかと思うと何かのはずみで全部忘れることがよくありました。殆どの客がコーヒーだけかセットメニューだったのに、会計になると真っ白になって簡単な和差算ができなくなり、しかもよく一万円と五千円を間違って、後からこっそり自分の財布から補塡しました。そして、自分以外のバイトを全員辞めさせたがっている中年女性にはめられたり、人間不信の老店主にいじめられたり気に入られたり振り回されたりしました。

店主は、私の亀のようにすぐ萎縮する鈍さなどが気に入らなかったようで、一時は「見てるだけで腹が立つ」などと言われ、何でこんな気持ちになりながら通わなければならないのかと思い詰めていましたが、結局「やめたい」の一言が言えないだけのために他の誰より長く勤めることになり、知らない内に嫌われた挙句知らない内に気に入られていました。朝から数時間、嫌でも二人きりで狭い空間にいる分、憑依体質の私は店主のさじ加減や何をどのタイミングで思いつくかを阿吽で先読み、先回りするようになりました。最終的に私を気に入る人は大体私の憑依体質を都合良いと思う人のように感じます。

分譲マンションモデルルームの受付バイトを何度かしました。バブル崩壊後の山のてっぺんのモデルルームは閑古鳥が鳴き、素人の私でも「いらっしゃいませ」を言うだけなら何とかなりました。オープンの時間になっても一向に社員がやってこないモデルルームがありました。「大人」というものは常識を身に付けた人ばかりだろうと思い込んでいた私は驚きました。しかも大きなマンションの売主（代理店かもしれません。そのへんの関係はよく分かりません）なのだから、まともな会社のはずです、多分。そんな会社の社員さんが時間ひとつ守れないなんて…。私は「非常識」とよく母に怒られ、自分のことを落伍者だと思っていました。なので随分強迫的に「普通」の人にならなければと思っていましたが、世の中には私の理解を超える非常識人が「大人」として「社会人」として当然の顔をして生きているということに驚きました。学校という世間から閉じた場所にいては知り得ない社会の一面でした。「普通ではなく残念な」人間だった私は「普通」の人にならなければ、人として容認されないと思い込んでいました。真に「建前」や「きれいごと」の通りになることが普通になることだと思い実践してきましたが、私がならなければならない「普通」はどうやら世の中的にはちょっと稀有なようでした。今更剝がしようがないほど私の核に根を張り巡らせる劣等感とは何だったのでしょう。そう言えば教室には色々な人がいました。その色々な人たちがそのまま大人になれば色々な大人がいて当たり前です。社会には様々な人がいるのです。考えてみればそれはごく当然のことでしたが、それまで私はそれについて一度も気付いたことがなかったのでした。

母に求められていると思っていた「普通」は本当の普通の人のレベルではありませんでした。そして母の言っていた「普通」は母善がりのものでした。そして母は私の「完璧な普通」への愚直な精進に気付きもしていませんでした。母に失望した私は「普通になりたい」という私の人生のたった一つの目標を否定してみることにしました。そして「普通でなく残念な」自分であることに開き直ってみようと試みました。私は自分を対人関係に於いて「苦手」はあっても「嫌い」はない人だと思っていましたが、思い切って誰かを「嫌い」と言ってみることに成功しました。他愛ない嘘を沢山ついてみました。自分のことを「性格悪いから」と公言してみました。自分は何も持っていない空っぽの入れ物だと思っていましたが、実は黒いものは入っているようでした。黒いものを無視するために、何も入っていないことにしていたようです。私は自分のことを、何の判断基準も持たない他人次第の生き物だと思い、私の心は無痛・無感動・無関心だと思っていましたが、負の感情は人よりしっかり持っているようでした。そう言えば幼児の頃はもっと悪い性格だったはずです。「そんなこと考えるな」「そんなふうに感じるなんて」と言われて奥の方に封印することに成功していただけでした。いてはいけない自分をどこかに追いやって、自分不在の土足歓迎出入自由の更地がアイデンティティになってしまっていたのでした。他人にいくらでも譲歩して、何も感じないようにしていただけのようでした。端《はな》から侵されると分かっているから抵抗しない、端から降伏して自分の心を開け渡していただけのようでした。

本当は知っていました。本当は人よりも警戒心が強く、人よりも許せないものが多く、人よりもずるくあざとく、嫌ったり妬んだりする気持ちが強いのでした。心の感度をゼロにすることで周りに牙を剝かず、ひいては自分が攻撃されないようにしていただけなのでした。自分を貶《おとし》めて開き直ることは自分を楽にしました。親不孝という罪悪感は常に付きまとっていましたが、今になってみれば何も自分一人が犯した罪でもなく、誰もが通過するはずの反抗期が遅くにやってきただけです。親不孝と見なす母親の何と理不尽であることか、そしてそんな母親の何と多いことか、それによって精神の均衡を崩す娘の何と多いことか。

やっとゆっくり私は母の囲いから出るようになりました。

◆苦しいのは自家中毒

彼氏とは、一緒にいるのが楽しいと思えなくなっていました。いざ付き合ってみれば日誌以上の言葉は出てこず、付き合って二年も経てばその貯金もなくなってきたということかもしれません。すっかり慣れた彼氏は、二人でいるのによく一人でゲームに没頭しました。そこにいるのに、いないかのように扱われることがすっかりトラウマになっていた私は、よく情緒不安定になって泣きました。また私はよく思いがけず思いがけない言葉に傷つきました。彼は私のドジによく「使えねーなー」と言いました。深い意味がないのは知っていても、かなりショックな言葉で、存在価値なしと言われたような気になってしまいました。彼はまた口約束を悪気なく忘れました。どんなレベルの口約束も、契約ばりに効力を発揮する私は、自分一人が覚えている約束が反故《ほご》になるたびに、一晩二晩では収拾できないくらいどっぷり落ち込みました。

この「落ち込む出来事」に、自分のどんな特性が効いているかを分かっていれば、もう少し冷静に自分の落胆ぶりを評価できたのにと思います。自分の特性を知らず、また自分の感じているモヤモヤを言語化することもできず、整理することもできずにいるのは、抜け出せない穴に落ちているようなものです。この頃に自分が本当は自閉圏の人で、自閉症とはどんなものでというのを知っていて、建設的な手段に出会っていたらきっと随分違ったのだろうになぁと思います。

「嫌いじゃないし」より「もう好きじゃないな」が勝った頃、一度「ちょっと距離を置きたいんだけど」とどこかで覚えたセリフを何とか捻り出しましたが、驚いた彼氏に「ちょっとって？どれくらい?!」と聞かれて、このセリフを出した以上、別れる以外の流れはないと思い込んでいた私はふいを衝かれて、うっかり「一か月くらい？」と答えてしまいました（決定的な言い方をしようとすると、相手の反応が怖くて逃げ腰になって、濁したり、ちょっと丸い表現にしてしまうのが自分の嫌な癖です）。期限を切ってしまったばっかりに、その日が来たら連絡を入れることが次のミッションとなってしまい、それ以外考えられず、その日から「後○日」「後○日」と迫る期日までの日数を数え始め、できればそのまま別れればいいくらいに思っていたはずなのに、期日が来ると「やっとカウントダウンが終わった」と耐え切れず、約束の連絡を入れ、彼は「帰ってきてくれてありがとう」と言いました。そう言われて初めて、連絡を入れるということがどういうことを意味するのか気付きました。私は違うと言えるタイミングを完全に逸して、目の前が真っ暗になりました。我ながら自分のバカさ加減に呆れ、泣けて仕方ありませんでした。元の鞘に戻りたくなかったのであれば、自分の意志を流暢に言葉にできないのであれば、卑怯でも何でも二度と連絡をしなければ良かったのです。でも自分が泣くほど別れたかったのかと気付いたのも、そこまで自分がまともに意志を口にできないと気付いたのも、そんな手段を取るべきだったと気付いたのも、全部が終了した後でした。私は徒労に脱線を試みて再び同じレールに戻っただけでした。

◆こんな私が就職するらしい

自分の人生について考えたことなど一度もありませんでした。過去は何度も振り返って味わって懐かしんで後悔して反芻しますが、まだ事実としてそこにない未来を思うことは不可能でした。現時点より先があるということを知ってはいましたが、肌で感じたことはありませんでした。そもそもきっと人生とは、小さい頃に非現実的な「大きくなったらなりたいもの」を描き、それを幾度も繰り返す内に洗練されて本当になりたいものが見えて来て、そこに向かって進んでいくのが理想だと思うのですが、私の場合まず「大きくなったらなりたいもの」が一つもありませんでした（願っていればいつか本当に魔法使いになれるんじゃないかと、学童期を過ぎても空想を手放せずにいたくらいです）[*17]。倣うべき「尊敬する人物」もありませんでした。高校受験も大学受験も目の前に現れた障害物で、それを飛び越えればまたただの空間しかありませんでした。目の前の現実は未来と特に繋がっていませんでした。そして大学生になり意識的に今だけを刹那的に生きるようになり、一人暮らしの部屋の中はいつでも捨てられるものしかありませんでした。

＊17　迫ってくるものへの恐怖
いわゆる子どもらしい夢を一切持たなかったのは「〇〇は？」「××は？」と聞かれるたびに嫌な気持ちになったことも一因にあると思います。仮に興味があるものでも、他人に強く勧められると反射的に嫌になってし

まうので、多くの初体験のチャンスを逃したと思います。人より引っ込み思案で経験の少ない娘を思って、一層あれこれ勧めてくる親にとっては、頑なで意固地でかわいげがなかったと思います。迫ってくるものから逃げたところにあったものをただ選んでしまう傾向と、全部見てからでないと選べないという性格、最初に見たものから忘れてしまう残念な癖と合わさって、欲しくもなかったし良いとも思わなかったものを何故か選び、真面目に取り組んでいるということがよくあります。

何にせよぐいぐい迫ってくるものが苦手で、押しの強い顔の人、押しの強い態度の人、声の大きい人、皆がこぞって盲信しているもの…怖かったり理解できなかったりで、つい逃げたくなったり拒絶したりします。バブルの頃、私は子どもでしたが、その「何も考えずとにかくドンドン」的全てのものに、得体の知れない不快を感じていました。逆に押しの弱いものは安心して向き合うことができるので、「どこがいいの？」という人や物を気に入ったり、日陰的知識を喜んで深掘りしたりします。それが良い人（物）か悪い人（物）かの判断は二の次です。

人生について考えたことなどないのだから、当然卒業後についても考えたことなどありませんでしたが、ある日おもむろに彼氏がスーツ姿になり、何が始まったんだろうと暫くの間びっくりして様子を見ていましたら、どうやら就職活動というもののようでした。学校とマンガとテレビとゲームの毎日だった彼が、いつどうやって社会人になる資格を得たのかさっぱり分かりませんでしたが、彼は説明会というのに出かけ、試験に出かけ、時々気分次第で適当に（私にはそう見えました）キャンセルし、面接に出かけ、最終的にローカルの流通業に就職を決めました。

私としては瓢箪から駒でしたが、卒業後には就職があるらしいと、彼のおかげでうっすら予見することができました。木を見て森を見ない私のことなので、彼の就職活動全体については分かっていませんでした（そもそも何故就職しなければならないのか、就職活動ってどんな仕組みなのか、何故こんな早い時期にしているのか、どうやって自分に相応しい会社を見つけ出しているのか、分からないことだらけです）が、今の今まで社会と繋がりたそうな素振りなど微塵も見せなかった彼が、何の儀式もなく社会と繋がるための活動をしているというのが不思議で仕方ありませんでした。社会人になる免許もないのに、当然の顔をして社会人の中に紛れ込むなんてできるんだろうかと思いました。でも彼氏のおかげで一連の予習になりました。

一年後、突然電話帳のような分厚い就職情報誌が二冊届きました。よーいドンの合図でした。この二冊がたまたま届かなければ、アンテナもなく友人関係も薄く社会性もない私が、周囲に遅れず就職活動を始めることはできなかったでしょう。プログラム通りに動く私は、何の方針もないまま、ただ自動的に動き始めました。彼を見て予習した通り、沢山のハガキを出しました（ア行の会社から全部出そうとして、途中で腕が痛くなって、タ行あたりで諦めました）。実家へ帰る気だけはなかったし、女性が苦手だし、女性らしさを求められる仕事なんか間違いなく無理だし、必然的に「総合職」しか選べませんでした。遅れてきた反抗期真っ最中でも結局親の言葉は重く、「金を商品として扱う仕事はするな」「実体あるものを扱う仕事をしろ」「昼間働く仕事をしろ」「好きを仕事にするな」「新しい業種は信用できない」など、根拠に釈然としないまま、でも従順にそういうジャンルを避けました。

エントリーシートを仕上げるのは、自分が三年間何もやっていないという事実と向き合う作業で、自分に改めて幻滅するには十分でした。「大学時代頑張ったことは？」「大学時代最も感動したことは？」「自分のどういうところを弊社で生かせる？」「あなたの強みは？」…エントリーシートで聞かれることは概ね共通していました。一枚できてしまえば後はどの会社のシートにも流用できそうなものでしたが、私はその一枚目がなかなか書けませんでした。私は大学生活で「これをやっていた」と人に胸を張って言えるものが一つもありませんでしたから。サークル活動らしいこともしませんでした。バイトは月並みで、趣味もなく、社会活動など全くしていませんでした。学校へは毎日律儀に通いましたがただそれだけです。不思議なもので、親に奨励されたことをし、禁止されたことや喜ばれないことをしないでいると、こういう学生生活になったのでした。自分の抱える不全感を克服しようと、毎日色んなことを考えました。人間関係を広げたり改善したりしたいと試みました。母娘間のことも考えました。哲学書も読みました。怪しい勧誘やスカウトなど人の隙を衝いてくる人たちのことも知りました。ダメな自分をちょっとでも良くしたいと日々精進してきました。自分にできる小さなジャンプを沢山チャレンジしました。でも全て自分の中のことでした。私なりの収穫はあったはずですが、人様に発表できるようなことは何一つありませんでした。あんなに色々なことを考え思い悩み、毎日を長い長いと感じてきたのに、私の大学生活を振り返ってみると本当に何もない原っぱのようでした。エントリーシートを真面目に書こうとすると、「とどのつまり自分はこの上なく生産性のないつまらない人間なので、いっぱしの社会人になるべく貴社にエントリーしようと思うこと自体、おこがましいことだったようです」と書かざるを得なくなりました。自分はこの期に於いても人並みなことができないのかもしれないと感じました。

もう過食の末吐くようなことも、万引きすることもありませんでしたが、この頃変な夢をよく見ていました。眠りにつくと前の夢の続きを夢に見て「あぁ、こっちが現実だったたっけ」と思うのですが、目が覚めると「あぁ、こっちが現実だったたっけ」を繰り返して、寝ても覚めても二重の生活をしているようでした。

いざ説明会に行って試験を受けてしまえば、後は案内が来るままに出向けばいいので楽でした。スケジュール帳の白い箇所が埋まるのはそれだけで「やっている感」があるものです。Tさんのように友達がいない私は、周囲の「もう内定出た」の声を聞くこともなく、焦らないで済みました。

ある企業でグループディスカッションがありました。司会をやるのが有利と皆知っていたものの、バブルとゆとりの間《はざま》の我々世代は、がっつくことを良しとせず、誰も司会を買って出ませんでした。時間内に結論に至ることが目標だと早くも強迫気味になっていた私は、その無駄な時間に耐え切れず司会に名乗り出てしまいました。でも本当は皆やりたかったのでしょう、誰か一人に水を向ければ皆一斉に話し出し、私は大事な局面で誰の声も聞き取れず真っ白になり、あっという間に誰かに司会を取って代わられてしまいました。あーあ、ここはもうダメだ…あっさり諦め傍観していると、一人だけ一言も喋っていない子がいました。我々文系の中でたった一人理系だったその子に、ディスカッションが自分事ではなくなったおかげの老婆心から「理系らしい一言を何か言った方がいいよ」とメモ書きを回し、その子の発言を促しました。ディスカッション終了後、他社では回収されたことのなかったそのメモ用紙を、この会社では回収され、私はその後重役面接に進み、内定をもらいました。後から聞くと、何となく想像済みでしたが、私はやはりそのメモ書きのおかげで内定に至ったようです。採用担当は「かぶらないキャラを揃えた」と言っていたので、私はさしずめ「お人好し枠」だったのだと思います。小一の時の班の係活動で先生に庇われたことを思い出しました。狙っていたわけではありません。でも私はいつも本道ではなく脇道から目的地へ偶然行き着く人生のようでした。

そして「私、卒業したら失踪する予定だったじゃん」と思い出したのは就職を決めた後でした。親のいない所へ行ってしまいたいと思ったり、「結局お母さんの言う通りに従った方が正解なんだ」と思ったり、ブレ続けていた割にはあっさり母親が最も喜ぶ進路に進むことになったものです。

卒業間近に変な人に捕まりました。何故あぁいう事態になったのか自分でもよく分かりません。卒業までカウントダウンし始めた頃、特に話をしたこともなかったバイト先の陰気な常連に、急に「就職おめでとうございます」とプレゼントをもらいました。促されて中を開けると「いつか街で見かけたらお茶でも」とメッセージがあったので、社交辞令だと思って「ありがとうございます」と答えたら、喜んで「いつにします?!」と聞かれました。内心仰天しましたが、キャッチセールスに引っかかった時同様、話を聞く前向きな素振りをしてしまった以上退《ひ》けず、気付けば相手のペースになっており、行きたくもないデートに行く羽目になっていました。何で⁈何で⁈と思いながら、してしまった約束に「従わない」ことを選択できず、待ち合わせの時間に待ち合わせの場所へ行き、楽しくもない会話をし、さしておいしくもない食事をし、「これきりこれきり」と思っていたら次回の約束を取り付けられ、その都度何故断れないのだろうと思いながらノコノコと出かけて言われるままついて行きました。電車が遅れて約束の時間に間に合わない時、律儀な私はメールで連絡しました。その人は「そういう真面目な人は社会人になっても成功するよ」と褒めてくれましたが、私はこの無駄に律儀なせいでこんなことになっていると思うと苦笑い以外の何もできませんでした。その人についてこれっぽっちも好意を持ったことはありませんでした。むしろ気味が悪いとすら思っていたのに何故ズルズルと相手の言うままになったのか分かりません。でも相変わらず私は誰かに自分のことを相談するということを思いつきませんでした。他人が聞いたら「ナニソレ、そんなの嫌って言えばいいじゃん」と言うに決まっています。私が誰かから聞いてもそう言います。なのに何故当の本人になってしまうと死刑を待つ人のように無力になってしまうのでしょう。自分への嫌悪感ばかり募り、そろそろ限界だと気付いた頃に、相手が結婚について考えていることを知って愕然としました。私のどこに結婚の可能性を感じるサインがあったと思っているんだろう、本当にこの人バカだ、そしてこの期に及ぶまで非常ベルが鳴らなかった自分もバカだと思い知りました。折よく卒業し、私は転居し、消息を絶ち、携帯を着信拒否しました。そんな転機がなければどうなっていたか本当に怖く、思い出すのも苦痛で、途中で頭に靄《もや》がかかります。

大学の卒業式というのは誰のためにあるのでしょうか。卒業式は私にとっては全くワタクシゴトではありませんでした。成人式でもそうでしたが、振袖を着て演歌歌手のような髪にされて参加する式典が、一体何だというのか私にはよく分からないままでした。でも成人式に買ってもらってしまった振袖も勿体ないし、「これで終わり」という儀式は必要でした。

うちのゼミは謝恩会もなく（知らなかっただけかもしれませんが）、式が終わるとTさんたちはサークルの二次会に行ってしまいました。例の死角基地へ独り行ってみましたが、高校生の頃と同じように、胸に去来するものも特になく、そうして私の大学生活は終わりました。

就職前に、せっかくの長期休暇なので妹をヨーロッパ旅行に誘いました。幼少期、「おねーちゃん」「おねーちゃん」と追いかけてくる妹を、ガチャガチャとうるさい金魚のフンのようにしか感じていませんでしたが、彼女が彼女だけの世界を持つようになった小学校中学年、やっと妹も別個の人格であることを実感し、離れていくのを感じました。小さい頃「できないヤツ」と誤解していた年齢による能力差はどんどんなくなり、年を追うごとに妹を一人の人として尊重できるようになり、距離は段々と近くなりました。この頃には一番親しい同性となっていた妹との旅行は、喧嘩もなく楽しいものでした。誰かと一緒にいて感じる不安感というものがありませんでした。

◆言葉貯金

就職しました。入社しても、私は自分がそこで何をするのか、何を求められているのか、さっぱり分かりませんでした。分からないけど「就職氷河期」と呼ばれる時代に、誰でも知っている有名な企業の「総合職」なのだからすごいのだろうと何だかいい気になっていました。例によってスタートラインに立つ前は何でもできそうな気がしているのが不思議です。

やはりここへ来ても私は雑談・世間話ができず、長い研修期間「朝から晩まで休憩を取る暇もないくらい課題漬けにしてくれたらいいのに」と毎日思っていました。同期は皆良い人ばかりで、誰一人嫌な奴はいませんでした。なのに私は共有できる話題がなく、不自然に浮かないよう皆の近くにいながら、いつも何をしたら良いのか心の中はオロオロしているだけでした。SNSなどがなかった時代で良かったです。今の世であれば、入社する前に間違いなく皆からはみ出していたことと思います。休日など週に二日もあって、目が覚めれば何をすれば良いのか途方に暮れました。一人でいれば私以外の皆で何かしているんじゃないかと不安で居た堪れなくなるくせに、皆と一緒に行動すれば一人の時よりも孤独感を強め、擦り切れそうになりました。私が同期から疎外されていたわけではありません。浮いていたかもしれませんが誰が企図したものでもありません。本来私は一日誰とも話さず部屋でじっとしていても平気な人間でした。なのに仲間との行動を楽しめるべきという強迫観念から集団に属そうとし、集団の中に身を置くほどに孤独を感じて辛いのでした。

同期皆で行く喫茶店のバイトの男の子が、電話番号を書いた紙をこっそり渡してきました。毎日鬱々としていた私は、誰かが自分一人を見ていてくれたというだけで内心飛び上がりました。しかもその男の子はとてもハンサムでした。私は拠り所を欲していました。それから暫くは、誰ともまともに口を利けないけれど、私を見つけてくれた人がいるということだけが毎日の糧になっていました。でもその男の子とは合いませんでした。五つも年下だからかなと考えましたが、何故か分かりませんでした。彼はとても良い人のようで、干渉も束縛もしない人のようでした。今になって推測するに、私は何を考えているか分かりにくい人が怖いのでした。悪い人でもなさそう、良い人そう、でも全て「そう」です。口数の少ない穏やかな人が何を考えているのか常に不安なのでした。何も考えていないと言われても湧いてくる不信感、にこやかに別れる時の異常な不安感、会わない間に増える恐怖心、相手が何を考えているかただ怖く勝手に一人で疲弊して、ある日を境に接触しなくなりました。何故穏やかな人を怖いと思うのか分かりませんでした。無関係を決め込むとやっと気持ちが安堵しました。

研修中に同業種の運動会に駆り出された時（私はきっぱり「行かない」という決断もできないのです）は、同期が諸先輩方と勝手知ったる様子で話し盛り上がるのを見て、誰が会社の人で誰が別の会社の人かの区別もできず、できたところでお喋りのひとつもできない私は恐慌を来しました。現状不理解のまま、ただ座っているだけの人間は私だけのようでした。何故私はここにいるのか、何故ここにいなければならないのか、それしか考えられなくなり、一人勝手に追い詰められました。[*18] 後ろから見る皆の背中がどんどん遠くなるのに、皆の声だけが、壊れたスピーカーからハウリングする雑音のように大きく聞こえ出し、気が付くと私は泣きながら走って逃げ出していました。途中で我に返ってどうしようと思いましたが、戻る気力はありませんでした。学生の頃、自閉症の特集番組で、男の子が何かあると教室から逃げ出して、先生が作ってくれた狭い空間に籠るのをたまたま見ました。逃げりゃいいと思ってる、言ってることは私と大して違わないのに病名をもらって甘えてる、私は甘えない、と腹立たしい気持ちすらしていましたが、逃げ出していた自分に驚くとともに落胆せずにはいられませんでした。

＊18　状況が読めないで起こる不安

何をしているのか、自分が今どこに立っているのか分からずに、何かをやらされている状況というのは怖くて耐えられません。「今」しかない時間を生きていた幼児期はそれで良かったのに、「今」だけではないことが分かるようになり、どの状況にも終わりがあると知るようになってからは、「今」しか見えていないという状況が怖くなりました。私が見ている今のこの状況は全体でいう一体どこなのか。予定を知らされずにどこかに出かける、何をやらされるのか知らずに移動させられる、皆が当たり前に理解している状況下で自分だけ前後不覚のまま流れに乗らなくてはならない…不安です。「キリのいいところで」という曖昧な指示も不安です。こちらに決めさせてくれるようでその「キリ」は相手方の胸三寸です。空気の読めない私はこういう指示の場合とかく相手をイライラさせてきた経験上、どこがその人の「キリ」なのかを探して消耗します。

研修中は毎日日報を書かされました。工場は前近代的でお世辞にもきれいとは言えず、営業研修では日雇いバイトのような労務を手伝わされるか何もさせてもらえないかで、一日何をしていたのか分からないような日もあり、日報を書くのが本当に苦手でした。思ったことをそのまま書くほどバカではありませんでしたが、では何を書けば良いのかというとそれが分からず、何かそれらしくて賢げなことを書こうと思えば思うほど、生意気なことを書いていたようで「何だぁの新人は」と上を怒らせていたそうです。「あんなの適当に書いておけばいいのに」と同期に言われましたが、私にはその「適当」が分かりませんでした。

古いことには驚きはしたものの、私は工場が好きでした。やってみれば単純作業の繰り返しは天職のようでした。同じことの繰り返しのようで、実は自分の動作に少しずつ改善を加えてゆき、より無駄なく精度を上げてゆく作業…座禅のように無心になれました。研修期間は概ね「これは何のためなのだろう」と不安に感じる毎日でしたが、具体的なライン作業は安心の骨頂でした。

一方、工場研修が終了して管理職主催の懇親会に参加してみれば、提供できる話題もなく、酒の注《つ》ぎ方も知らず、私は瓶を持ったまま、どういう距離感でいればいいのかすら見当が付かずに固まっていました。気まずい空気の中で目を泳がせ、何か聞かれても「はい」「いいえ」しか言えず、近くにいた同期に「よく就職できたね」と呆れられ心配されました。棚ぼただったとはいえ就職活動はちゃんとできていたはずなのに、何故自分は誰もができていることをできないのか…。「お酒を注《つ》ぐような女になるな」ってお父さんに言われて…と小さい頃の私が、心の中で苦しく言い訳しました。

その同期と付き合うようになりました。浮草のような状態は嫌、自分をくくりつけておくアンカーが欲しいというのが、いつも私の基本の動機だと思います。彼の最初の印象はふわふわとして心がここにない感じでした。大体私が気になる人はいつも心がここになさそうな人です。生身の人間ぽさを感じない人です。いざ親しい仲になると印象とまるで逆の人でした。性格は私と正反対で、優しいけどデリカシーがなく、繊細さがなく、あけすけで単純で分かりやすく、感情の起伏が激しく、退屈が嫌いでした。風船と、それを摑んで走る子どものようだと思いました。しんどすぎると思う反面、あちこち連れまわしてくれるおかげで所在のなさから解放もされたし、何を考えているのか分からないという不安がない点で安心できました。私を褒めてくれる人より何倍も安心できました。好印象を抱かれた人と付き合って、後からどんどんガッカリされ続けるより、最初からダメ人間とバレている人の方が楽です。「本当に何もできないなぁ。僕が守ってやるよ」とその人は言ってくれました。二度とそのセリフを言ってくれることはなかったし、もしかしたら場の雰囲気で言っただけかもしれないし、何だったらそんなこと言ったことすら彼は忘れているようでした。でも「何にもできない不良品コンプレックス」を長年患っていた私は、そんな人間失格を理解してくれた上で私を請け負ってくれる人をずっと欲していたのでした。その言葉だけで一生生きていけると思ったほどでした。その後の長い付き合いの中で色々悲しいことも言われましたが、随分自身を病むまでその言葉貯金が費えることはありませんでした。

◆「社会人」の期日

配属先は営業部でした。そんなこと自分ではとうの昔から知っていましたが、私には営業は不向きでした。それ以前に会社員が不向きだったかもしれません。小学生の頃は「会社」というところは、皆が私語を慎み「スピード」や「効率」や「処理能力」だけを追求している世界なのだと思っていて、早くそっちの世界へ行ってロボットのように何も考えず生きていきたいと思っていました。しかし現実はそうではなく、コミュニケーション能力は求められ、それ以前に自分には色々到底無理そうでした。一緒に配属された同期は一か月もする頃には事務所の百人近い人間を大体把握し、しかも「あの人って」と楽しそうにネタにしています。同じ課の十人弱の顔と名前を覚えるところで躓いている私は、その会話に入ることすらままなりませんでした。どういうコツでそんな一気に覚えてしまうのか不思議でした。

新入社員が最初にやらされる仕事は電話の取次ぎでしたが、私はこれが怖くて怖くて仕方ありませんでした。他の新人のように「面倒くさい」のではなく、何が起こるか分からず怖いのです。いつ鳴るか分からず、誰からかも分からない、受話器を上げた時点で極限状態で、自社名もロクに名乗れない、相手の名乗りを聞き取れない、しつこく聞き返してもやはり聞き取れない、誰を指名したか何と言ったか覚えられない、伝言を聞いたのに誰宛か誰からだったか覚えていない、聞きながらメモを取れない、聞いた名前が存在しない、転送に失敗する、保留したまま何分も経過してしまう…よくそれだけヘマできるなと感心するほどです。高校生の頃、考えられる限りの努力をしても電話ができないことに気付いてからは、極力電話を避けてきて、総合職になったのも電話や勘定、お茶出しや来客対応など、庶務的なことはきっと絶望的にできないと悟っていたからだったのですが、どう転んでも避けられない道だったのでした。電話の取次ぎが人並みにできるようになったのは三十も半ばを過ぎてからです。とは言え挙動不審にならなくなったのは仕事上の電話だけで、バリエーションのありすぎるプライベートの電話は未だに電話を切ると百メートル全力疾走した後のような疲労感でいっぱいになります。

何かやることを与えられている時間は間が持ちましたが、何もない時は銅像のようになっていました。全く言葉の通じない異国に拉致され放置されたような気分でいました。少しでも動いたら地雷を踏むんじゃないかという恐怖で、気配を消すことだけに腐心していました。誰も社会人の世界ではどんな振る舞いが望まれるのか教えてくれませんでした。皆が共通の電波を受信して行動しているようなのに、自分一人その電波を感知すらできていないことに焦燥感を募らせていました。一緒に配属された女の子が、華があって面白くて社交的であった対比もあって、この頃の私は「いるかいないかもよく分からん奴」と思われていたそうです。不思議なことに、子どもの頃求められた態度や姿勢は社会では殆ど役に立たず、子どもの頃矯正するべきだとされた態度や姿勢の方が社会では通用したように思われます。一番良いのは置かれた場所に丁度良く生きていける人なのでしょうが、矯正するのも難しければ、矯正した後は修正が利かないような私のようなアンバランスな人たちは、少々生きづらくても下手に矯正しないで、大人になるまで放っておくのが良かったりもするのかもしれません。難しいところです。

ふと、何やってんだろう私、いつまでこんな毎日が続くんだろうと思い、社会人には「いつまで」という期日がないことに初めてはたと気付き、愕然としました。どんなに嫌でもひたすら学校やバイトに通えたのは、「〇年後には解放される」という励みがあったからなのに。そういえば…社会人には卒業がありませんでした…。それは軽い絶望でした。

◆私的劇的機械的進化

配属と同時に車を渡されました。試し乗りして来いと簡単に言われましたが、私はペーパードライバーの上に方向音痴で土地勘もゼロでした。目的地を与えられても、自分がどこにいるのか分からないので地図も役に立ちませんでした。運転初日は初バイパスで大きなトラックに煽《あお》られ、夜中に大きな団地の中に迷い込んで出られなくなり泣きました。当時高価でカーナビが買えなかったおかげで、二十三歳にして初めて真剣に地図に向き合わざるを得なくなりました。苦手だからとか無理だからとか言っていられませんでした。待ったなしでした。後方確認するのも、バックミラー・サイドミラーでは死角があるからか！と分かり、初めて目的を持って後方確認するようになりました（教習所では形式として後ろを振り向いていただけで、何も見ていませんでした）。都会で車を運転していると、うろたえたり余計なことを考えたりする暇がありませんでした。一人で歩いている時には私はいくらでも道を譲りましたが、運転中に永久に対向車に譲り続けるわけにはいきません。全体が円滑に滞りなく流れ続けることが道路交通上最善と考えた私は、迷子になっている時だって初めての道だって、いつもそこにいる走行車全体の効率のことだけを考えて、ヒヤヒヤしながら運転しました。

車を運転することは、多角的な思考法をもたらしました。同時に沢山の情報を処理する力をくれました。この瞬間に必要なことは何か取捨選択する力をくれました。頭の中に地図を描ける力をくれました。現実的な予測力がつきました。運転中は、自分は性能の良い機械のようだと思えました。当たり前にできる人からしたら大げさかもしれませんが、車を得た私は、火を得た人類くらい頭の中が進化したと思います。程良い空間でただ一人何も考えずに煙草を吸いながら機械的に運転するだけの時間が大好きでした。

同期女子Sはぱっと見、気が強そうで、学生だったら絶対友達になんかなれないタイプでした。研修の間中尻込みしていましたが、配属後必然的に行動を共にする機会が多くなり、怖がっている場合ではなくなりました。Sは飲んで帰ろうと私なんかをよく誘ってきました。私と違ってSは出したい愚痴やストレスが沢山ありました。それは日々の出来事が過ぎるのをただ見ているだけの私には分からない感覚で、とても羨ましいと思いました。毎日会社で楽しそうにしている彼女が不満を沢山抱いていることも、不思議で新鮮だと思いました。誰とでも親しくしている彼女が、会社の誰にも特段の執着を持っていないことも不思議で新鮮だと思いました。まるで私と正反対の彼女をとても素敵で羨ましいと思いました。そして彼女は「あんたは変わってるもんな」と、何の気構えもなくしれっと言いました。良いとも悪いとも言わず、ただ「そうだ」と言っただけでした。人生二人目の客観的評価者です。私は非常に好感を持ちました。そして私はそれこそ長年知りたかった

「具体的にどういうところが変わっている？」を彼女に聞いてみました。でも彼女の回答は「具体的にどこがと言われると分からんのよね。どこがというより全体的に？」でした。またも核心に迫れないままかとがっくりしましたが、「でもこの前課長がめちゃ機嫌悪くて誰も近づけなかった時に、あんた鼻歌歌いながら課長に話しかけてたでしょ。皆ヒヤヒヤしてたよ」と直近の空気読めない行動を教えてくれました。

私は自覚していないところで、私が自覚しているより遥かに沢山おかしな行動をしているようでした。それが分かっただけで少しすっきりしたような気持ちになりました。次からは「今話したい」と切羽詰まっても、一拍置いて相手を観察せねばならぬという作法を学習できました（できるかどうかは別として）。

就職して自分で自分の生活全部を賄える収入を得るということは大きな影響力がありました。自分の給料で借りる、誰にも後ろめたくない部屋は心を軽くさせました。服でも何でも、いちいち母親の小言を浴びなくても自分で選んで自分で買えるという自由を得て、自分の中に自分の輪郭が見えるようになってきました。生活を自分の好きなようにできるというのは幸せでした。実家にいた頃は苦痛だった「食事」を強いられることもありません。同じ銘柄のド甘いチョコレートを三度の食事代わりに食べ、寝る直前まで食べました。脳は終わりなく糖分を求め、過食やストレスと重なると、目の前のチョコを早く食べて楽になりたいのに、なくなるとまた同じ銘柄のチョコレートを買いに行き、欠品していれば何軒でもコンビニをハシゴして探しました。皆の前では病的なほどの中毒性は隠しましたが、それでも食の変人であることはあっという間に皆の知るところとなりました。

◆成人の挑戦は痛手が大きい

配属後二年経った頃、課を移ったのを機に「このままではいけない」と思いました。課に早く馴染みたいと思いました。一つ覚えの私がおもむろにチャレンジし始めたのは、私と入れ替わりで退職する一つ上の女性のキャラをかぶることでした。その女性は一言で言うと生意気でした。でも女性総合職が少ないこの業界、この会社ではそういうのがウケているように見えました。その女性は同じ課の随分年上の男性を「でぶ」と営業先で呼んでいました。大先輩を「でぶ！」と呼んで爆笑している様を見てぎょっとしたものの、社内でいじることはなかったし、それなりの敬意を払いつつ、ネタとして了承を得ているのだろうと解釈していましたが、それを私が丸パクして良いかというと話は全く別です。しかしそんなことに気付かぬ私は丸パクしました。後から聞くと、そもそもそのでぶネタを当人は快く思っていなかったようで、そうなると私の暴挙は最悪です。自分が「普通」ではない負い目があっても、自分の感覚に従えば良かったです。その先輩が優しく紳士で色々お世話になっただけに、バカな自分を思い出しては切腹したい思いに駆られます。

課が変わったので、また全て一から覚え直しでした。どんなに工夫しても相変わらず名前と顔を一致して覚えることは困難を極めました。学校と違って、覚えないといけない先は多岐に亘《わた》りました。きちんと名刺交換した得意先ですら覚束ないのに、商談先で顔を合わせる同業他社さんは全く覚えられず、毎度毎度初めて見る顔なのですが、そんなはずはなく、しかしどこの誰とも分からないので、分かっていないことを悟られないよう適当な返事をしたり、気配を消そうとしたりしました。毎日薄氷の上を歩く気分でした。皆が我が業界の時事ネタに雑談花を咲かせていても、自分が身を置いている業界自体にも無知だった私は、きょろきょろしながら座っているしかできませんでした。忘年会など絶対欠席できない飲み会は針のムシロでした。私の近くに座った他社の人も困ったことでしょう。女の子だから、新人だからで大目に見てもらえる内に何とかしなければと思いましたが、端緒はないように思われました。

社内ではとりあえず、それまで縁があった人を飲みやラーメンに誘ってみることにしました。「遅れてきた威勢の良い後輩」をコンセプトに「普通に」振る舞えることだけを目指しました。自分で思い出してみても、急なキャラ変でした。でも空気も読めず、自然に任せていても何も起こらない私には、何かを変えるにはその時は他に思いつきませんでした。男女問わず急に誘われた人は、「聞き間違い?!」みたいな顔でびっくりしていました。まともな会社だったのでまともな人ばかりかと思ったらそうでもなくて、酔ったふりしてブラジャーの中に手を突っ込んできたりする人もいて、自分の見る目のなさを思い知りました。仲良くなれた人もいましたが、どう考えてもこのやり方は無謀でした。誰彼作戦はやめました。トライアンドエラーだ、いい勉強になったなーと頭では思いはすれ、実際思い出そうとすると心が自動省エネモードになります。

私は悪い人が寄ってくる体質のようで、親切すぎる社内の人はネズミ講の会員でした。過去キャッチセールスに引っかかった免疫のおかげで、「会員にはなるけれど私は誰も勧誘しない」と言って判を押して帰してもらいました（でも全部拒否はできない…）。やたらと親切な同業他社さんは、何かと思ったらただの下心でした。その人の親切の一つひとつが高利の貸付けとなっていることは何となく分かりました。分かるしそれを嫌だと思うのに、意地悪なら避けることができるのに、一見親切の皮をかぶっているだけで処しようがありませんでした。何とかその人に会いませんようにと念じる反面、もう早く楽になりたいとも思っていました。期待通り、用が済んだら飽きてくれました。最低でした。でもほっとしました。そして死にたいくらい自分にうんざりしました。相手は負うものも失うものも何もなく、ただ私自身が傷ついて私自身が損して私自身が失って私自身への軽蔑の念が増えるだけなのに、何故誰かに相談できず、他に解放される方法を思いつかないのか自分でも分かりません。犬だ、犬に嚙まれただけだと思いました。でもきっと自分で思っている以上に、精神的にも生理的にもキツかったのだと思います。しばしばフラッシュバックして鬱になります。何故こういう人たちには、私が誰にも他言しなくて言いなりになる人間だと分かるのでしょうか。本当に思い出したくないことばかり量産する人生です。

原価計算も利益計算もできず営業トークもできない私は、売れ筋商品の大量受注を目指すという王道営業ができず、全社的にあまり注目されていないマイナー商品を売りました。その結果オールアイテムを売りたい会社の偉い人と、そのマイナー商品を開発した人に注目され、「仕事してるぽさ」を装備することに成功しました。また、女性誌の表紙などによく見るワードを販促企画の切り口にしてみることで、(物量は動かないけど)そういう売り方もあるのね的評価を得ることに成功しました。

事務所内では販促物の整理など、誰もやりたがらない雑務をやることで、自分の居場所を開拓しました。皆が群がる畑に私にも獲れる物は何もないので、人が寄らない場所を細々開拓して徐々に隣の畑を侵食していく…相変わらず私は非王道抜け道戦略です。一見健気で甲斐甲斐しいけれども、自分では卑屈なやり方だなと思います。

「売れない商品」を細々楽しく売っていたら、売れない商品販促プロジェクトに強制参加させられることになりました。そこには如何にもバブルの申し子的イケイケで苦手だと思っていた先輩がいて、だからと言って態度を変えられない私は、ただ真面目に徹している内に先方の当たりがとても柔らかくなり、「飲みは大事だ」という誰かに聞いた言葉通り、飲み会にはハイハイと参加し、とりあえず周りを不愉快な気持ちにさせないためだけに、唯一何とか景気良く飲める梅酒をパカパカ男前に飲みました。二次会はカラオケが定番で、歌だけは自信のあった私はとりあえずウケの良さそうな歌を歌いました。正解だったのかは分かりませんが、私はその人の飲み会では、最中も帰り道も落ち込むことにならず、それが成功体験として私の中に刷り込まれました。それ以降飲み会では、このキャラを毎回呼び出して使用するようになり、それが本来の私だったんじゃないかと自分でも思うほどでした。飲み会で楽しくできれば昼間の事務所でも居心地が良くなることが分かったのは大きな産物でした。

たまたまかわいがってくれた先輩が、事務所内で声の通る人だったおかげで、バカでもドン臭くても何でもとにかく頑張っていれば少しずつ評価が良くなり、居場所が増えていく感じがしました。たまたまとてもまともで面倒見も良い人に当たったラッキーパターンでした。偶然の産物ばかりですが、とりあえず流れに身を任せることも悪くないと学習されました。

ある得意先が当時はまだ珍しかったパソコンでの棚割にチャレンジし始めた際には、ただ若いからパソコン詳しそうというだけで声が掛かりました。私はこの機を逃してはならぬと直感し、呼び出しがあればいつでも出かけて行って手伝いました。あんたの会社はどっちだと同期に茶化されたりもしましたが、エクセルの新技を次々覚えるのはとても楽しかったし、何も喋らず作業に没頭することも楽しかったし、目的を与えられるのも楽しいと思いました。世間話のできない私でも、毎日顔を合わせれば少しは会話ができるようになります。剝製のような顔で剝製のようにいつも固まっていた私のことを「こんな子だったんだなぁ」とかわいがってくれる人がぽつぽつできました。誰か一人の意識を変えることができたら、後は口コミです。あちこちで（それまでに比べれば）かわいがってもらえるようになりました。私は調子に乗りましたが、私自身が変わったわけではありません。相変わらず数字に疎く、やはり名前や顔を覚えるのは困難でした。居心地が良くなったところで問題は解決しておらず、不安を先送りしているだけでした。

プロジェクトのミーティング中、何度か進行役が回って来ましたが、またしてもメンバーそれぞれが言っていることが聞き取れず、改めておかしいなと思いました。小学生の頃は学級会や委員会で司会などもできていたのに。就職活動中のグループディスカッションなどはきっと緊張していたからか、各々がまとまりなく好き勝手なことを言っていたからだと解釈していたのに。かしこまったミーティングではなかったので、うやむやの内に進行役を脱落させてもらいましたが、一人ひとり順々に話すことは聞き取れるのに、皆が思い思いに喋り出すと途端に誰の声も拾えなくなることが、我ながら不思議でなりませんでした。全員の意見を全部拾わなきゃと思うほど、一層何も聞き取れなくなりました。*19

＊19　聴覚のアンバランス

きっと普通の人より、聞こえる音は全て同じ距離から、しかも結構な近距離で聞こえています。子どもの頃、同じ部屋の中で妹に怒る母の声が、耳元で叫ばれているように感じ、よく別室へ逃げていました。皆が一斉に喋りたくる状況ではそのうるささに耳を塞ぎたくなり、大事なリスニングや会議の場面では不要な音ばかり聞こえてしまい、喫茶店や居酒屋では何度も「え？」と聞き返してしまいます。疲れている横で子どもらがぎゃあぎゃあしていると、耳元で騒がれているように聞こえ、疲れが倍増します。保育園の発表会前のあの時も、子どもたちのざわめきが耳元でハウリングしていました。今でも子どもの参観日などで学校へ行き、休憩時間など、子どもが好き勝手に騒いでいる場所に遭遇してしまうと、緊張感がよみがえり一瞬動けなくなります。高校生の頃初めて連れて行かれたディスコでは、あまりの爆音と、サプライズという悲しい善意のために、動けなくなったまま泣いて同行者を困惑させました。

複数人との会話ではよく最初の部分を聞き逃します。話を最後まで聞いて何とか内容を推測しますがそれでも分からないことがしばしばです。何の話か分からないまま話の腰を折らないように、分かっている風を装いながら最終的に何の話だったか導くのはなかなか摩耗します。

舞い上がるともう耳に入った言葉を言葉として認識できません。複数人で一つの話題を共有するのも大変です。それぞれの話をヒアリングするだけで精いっぱいで会話のキャッチボールはできません。理解した時には話題は次に移っています。不思議なことに、病み上がりなどで弱っている時の方がチューニングが合うようで、程良く声が聞き取れ、且つ自分の発言もあまり空回りしません。

急に話しかけられたりすると、いきなり耳元で叫ばれたようなショックを受け、話しかけた人がびっくりするほどびっくりしてしまい、「大げさ」とよく言われます。きっと見えないものは存在しないの罠です。

耳から入った情報はすぐに消えてしまうので、大事なアドバイスをされてもよく思い出せなくなります。何度でも同じことを聞きたがります。聞いて安心しますが、時間が経つとそれが本当に言われたことか、また無効になっているような不安が起こって再び聞きます。だから文書や動画・写真など再現性のあるものが大好きです。面白い話を聞いても聞いた通りを覚えておらず、頭の中で再現する映像を見ながら説明しようとして、せっかくの話が全く面白くない話になってしまいます。同じ理由で伝言ゲームは大体下手です。

◆結婚して発見した彼

プロポーズらしい儀式は何もありませんでしたが、彼氏と結婚することになりました。結婚するということが周知になると、それまで何かと下心を感じていた人から驚くくらい信号が消えました。婚約ってこんなに強力に異性から下心を取り除けるのかと、非常にすっきりしたことを覚えています。そうかと言えば、何故かやたらと積極的になってきた人がいて困りました。一体何考えてるんだろうと思いましたが、例によって私はどうにかして逃げられないかと思いながらも、自らは決定的に相手を拒絶する言葉を言えず、一日も早くここを離れる日が来るよう、残りの日を数えるだけでした。結婚を約束しているので、その点に於いて不義だけは犯さないと決めたことは守れたのですが、「これだけは」という最低水準が低く、「自己」の優先順位が気持ち悪いほど低かったのが、私の人生の特徴です。この人は自身が結婚したてであったことがそもそも理解できませんでしたが、結局バレて「奥さんと直に話してくれないか」と頼んで来たり、「もう終わってる」はずの奥さんから電話がかかってきたり、後々心労の種になりました。調子の良いことを軽く口にする男性が、発言に責任を持たない適当な人間ということは知っていました。私に寄ってくる人は大体そんな人ばかりです。このたびの痛手にも、大変苦慮はしましたが、やはりなと、乾いた気持ちを抱いただけでした。

隣にいる人の心理状態ばかり気になって、「自分が本当はどうしたいか」の存在に気付かないまま、全てが終わった後に気付くことはよくあります。長いこと待たされたり拘束されたりすることを嫌う彼の機嫌を気にして、結婚式の打ち合わせもごくごく手短にやっつけましたが、元来妄想肥大で見た目にこだわる私は、もっと豪華でかわいいドレスを着て写真を撮ったり練り歩いたりして、もっとじっくり楽しみたかったはずでした。けれど、染みついた自己評価の低さと卑屈と、自分の欲に出費することへの後ろめたさと、「簡単でいいじゃん」という相手の気持ちを先回りして勝手に感じ取ってしまういつもの癖のために、非常に簡素なドレスになりました。その後十年間後悔し、他人のウェディングドレスを正視することができませんでした。

私の一人暮らしはとにかく汚さないように散らかさないように気を付けていました。清潔に拘《こだわ》りだすと、全てを滅菌したいほど潔癖になってしまい、洗濯物を外に干すのもむしろ汚れるだけ…と病的だった時期もありました。それは何かにストレスを溜めている時期と重なっており、ストレスの軽減とともに拘りを捨てることができるようになると、元々のズボラも手伝って「お掃除嫌いのキレイ好き」レベルに収まりました。対して彼は、風呂掃除せずに毎日湯を張ることも平気だし、毎日同じバスタオルを使い続けることも平気な人でした。そう言えば一人暮らしの彼の部屋の隅には巨大な埃の塊が転がっていました。他人の部屋なら平気でも、自分の住処となると無理でした。旦那さんが最初にキレたのは一緒に住みだして三か月の頃でした。「うるせーんだよ！」「頭おかしいんじゃないか⁉」「上から目線か！」という激高が、私の「飛ばした痰は拭いて」とか「落ちたご飯拾って」に相応しい怒り方なのか、驚いて固まってしまいました。彼の沸点は低い方でしたが、私に対してこんなキレ方をしたことはなかったので、大層驚きました（旦那さんからしたら変わったのは私の方だったのかも分かりませんが）。固まった私は旦那さんのサド性を沸騰させるらしいのですが、「まただんまりか！何とか言ってみろよ！」と言われ、何を言えば良いのだろうと沈黙し続けた挙句言葉を捻り出したら更にキレられました。「離婚だ！出ていけ！」と言われ、仕方なく「どうやって荷物をまとめよう、親や上司に何て説明しよう、当面どこに寝泊まりしよう」と落ち込んだまま、でも言われた通り「離婚」のために「出ていく」ために粛々と具体的なことを考えていると、今度は「嘘だよ、信じるなよ、はいもう終わり、いいでしょ」と言われました。私には驚き以外の何ものでもありませんでした。私は本当にするつもりのことしか口にしないし、言ったことも言われたことも実行します。[*20]

＊20　言葉の奴隷２：自分の意志より優先

どんなに無理そうなことでも、本当に無理なことはそんなにはなく、何を犠牲にしても良いのであれば大体のことが実現可能なので、命令者から「こうして」と言われれば必ず実行しようとします。自分の意志よりも優先されます。

命令（言葉）に忠実であろうとするあまり、現実的でない行動を取ることもよくありました。理解しにくいでしょうが、一般的にそれが的外れでも、本人の中ではものすごく沢山のことを考えた末です。

子どもの頃、母に言われてお使いに行きましたが、母の言ったアイスクリームが売っておらず困りました。似たアイスがありましたが残り一個。一旦帰宅して母にこれでも良いか聞いている間に他の誰かにそれを買われてしまったら、それすら買えなくなって、また家に帰ってどうしたら良いか聞かないとならなくなる…アイスケースの前で逡巡した挙句、残り一個のアイスを手に家に帰り、母に「これでもいい？」と聞きました。母が「いいよ」と言ったので、アイスを持ったままお店にとんぼ返りし、レジでお金を払いました。経緯を聞いた母は、驚き呆れました。でもその時点で考えられる全ての選択肢から私は「母のミッション」に応える最良策を選びました。店員に咎《とが》められるリスクよりも、最初に下されたミッションを全うすることを選びました。

私は帰れと言われれば帰るし、来いと言われれば行きます。きっと死ねと言われたら死ぬことを具体的に考えたと思います。かつて毎日「生きていたくない」とそればかりに取り憑かれていた頃、「死ぬ」というアイデアを思いつかなかったのは、親に刷り込まれた教育のおかげだと思います。発達障害の人は臨機応変ができないというより、命令に対して従順すぎて、それ以外の全てに臨機応変に対応できすぎるのが実態じゃないかと思います。

私はその後何日もそのセリフの破壊力に立ち直れないでいます。ぐずぐず引きずっていると、今度は「しつこいんだよ！」と彼がぶり返します。何をしてもしなくても更に彼を怒らせてしまい、どうして良いか分からずにただフリーズしておろおろとしてしまうのでした。旦那さんは不定期に時々こんな風に怒りましたが、「お前が悪い」は子どもの頃よく言われたことだし、旦那さんの言う通りやっぱり自分が悪いのだろう、でもどこが悪かったのだろうと重箱の隅をつつくように自分の咎を探し悩みました。下手に掘り返しても彼の怒りが再燃するので、何がいけなかったのか聞けず、自分なりの言い分を説明したくてもできませんでした。[*21]

＊21　亀の防御と時間差のダメージ

状況を飲み込めなくなったり、耐えられなくなると、誰かを攻撃したり、自傷したりする人は多いと聞きますが、私の場合は全てフリーズです。外に表すことを母に厳しく制限されてきたので、反応を止め感情を殺して全部を受け止め溜め込むようになりました。誰の怒りも買わないように常に気を付けている分、急に見ず知らずの人にキレられたりするとショックのあまりブレーカーが落ちたようになり、復旧に時間がかかる上に事態を整理できず、思い出せばしんどく、何日も経ってやっと理不尽さに気付いたり怒りが湧いたりして、しかも何度も何年も不規則に反芻してはトラウマのようになります。フリーズしている間は無反応になるので、キレている側を「聞いてんのかよ！」とますますヒートアップさせてしまいます。耐性が低く、普通の人が何ともないレベルで即亀のように甲羅の中に閉じ籠《こも》るので、本人の希望とは裏腹に周囲の多くの人をイライラさせてしまいます。まさしく亀のように閉じ籠る防御しかできないので、いじめられればいじめられるがまま、キレられればキレられるがまま、天災のように受けるだけ、感覚がオフになってただ嵐が去るのを待って、嵐が去れば、嵐が起こる前の行動を全自動で再開するので、さっき怒っていた人をより怒らせるか、よりいじめられることもあります。時間差でやってくる不快な感情は自分の中に放置され、整理されることがなく散らかったままで、溜め込んだ量は把握できないため、かつては自分の許容量はブラックホール並みじゃないかと思っていました。

旦那さんに言われた言葉の中で最も堪《こた》えたのは「お前頭おかしいんじゃねーか」です。昔母親にも何度か言われたことがあります。なかなか他人に言える言葉ではありません。だからこそきっとそれは真実なのだろうと私は思いました。私から見ておかしくても、大多数派の（はずの）旦那さんが主張する「正しい」が世の中的に正しいということは、私の人生では何度も経験してきたことです。…と一生懸命とっ散らかった感情を整理して、整合性を取ろうと私が頑張っていると、やっと気持ちが落ち着いた旦那さんは平気で、勢いで言っているだけで本気じゃないよと言いました。今更そんなこと言われても、「私は頭がおかしい」という事実は強烈に私の中に明記され消えません。不思議ですが訂正の利かない事実になってしまいます。今になって思い出すと、ただそんな暴言をよく勢いだけで言えてしまえるなという驚きと呆れが去来し泣けてきますが、頭に血が上《のぼ》った旦那さんを制止する術はないので「頭おかしいんじゃねーか」はその後も何度か聞かされました。

一つ屋根の下に住むようになって発見した彼が他にもありました。たった一回しただけの洗濯物干しを、他人の前で「洗濯が趣味」と言ってみたり、小さなホラをよく口にしました。付き合っていた頃に聞いた彼のすごい話を思い出して、「こんなことあったんだよね？」と聞くと「何それ」と初耳のような顔で笑われることがよくあったので、日常的に作り話をしていたのかなと思います。

経験から言って私に落ち度があることはしばしばだし、彼の調子が良くて他愛ない話をする時はとても幸せだったし、私みたいな人間と上手く生活できる人がそもそも稀有だろうし、何せ人生で最も言われたかった言葉貯金もあるし、立ち直れない内に次の癇癪が来るくらい高頻度になるまでは、それでも幸せだったと思います。今にして思うのは、それでも基本の組成成分が似た者同士で幸いだったなということ、彼が力には訴えない人で幸いだったなということです。

◆転属先では息もできず

せっかく積み立てた信頼を目減りさせながら一つの所に長居するのは怖いことです。結婚して異動すれば、積み上げた（はずの）好イメージを、ボロを出して失う前に消えることができると思いました。以前から、「女は結婚してすぐ辞める」という非難めいた言葉が耳に入っていたので、私の中で「じゃあ結婚にまつわる正解は、退職しない」と結実していました（こんな風にたまたま入った情報が「命令」となって後々発効することがしばしばあります）。それに従っただけの「結婚しても働きたい意志」は尊重され、容易く異動させてもらえました。

広報室に転属しました。配属後、何も知らないままに広告代理店の沢山の人たちと名刺交換をしましたが、あっという間に名刺が山盛りになりました。頭は数枚目でさじを投げてしまいました。知らない人二十人くらい（と思ったけど、実際は十人ほどでした）の打ち合わせにいきなり参加しましたが、例によってそれぞれの声がとっ散らかって収拾できなくなり、急に意見を求められた際「（皆この商品のことを思ってのことを言っているのだし）もうどの案でもいいんじゃないですか」みたいなことを口にしてしまい、上司に後で相当絞られました。

私の上司の指示で、代理店の人が広告業界のことや宣伝の知識について色々教えてくれましたが、私より年上で、うちよりもずっと大きな企業で、エグゼクティブ何とかなんていう肩書もあるのに、「得意先」とは言え私みたいな落ちこぼれの相手をさせられる気持ちって、本当はどんななんだろうと不安に思わずにはいられませんでした。自分よりすごい人に下から出られることほど居心地の悪いものはありません。得意先相手に営業していた方が何十倍も楽でした。とりあえず必要な知識だけを、広告代理店さんは教えてくれましたが、私はすぐ何で何でと理由や歴史を知りたがって先方を困らせました。最新のことだけ知っていれば実務には足りるんですと教えてくれましたが、私は成り立ちから経緯まで全てを知らないで、部分的に理解することができないのでした。沢山のリングばかり集めて来られて、それらを通す紐を与えてもらえないので、いつまで経ってもリングがバラバラ…、急に教えてもらった知識はそんな感じでした。私は昔からこうですが、一から百まで直接関係ないものまで全部を知ってやっと全体が理解できるのでした。

新しいことをさせられる時は、思いつく不安は全て解消されないとトライできません。一つ不安が解消されれば新しい不安が湧いて出てくるので、相手を非常にイライラさせます。普通の人が容易に想像できる展開を私は全く想像できないのです。「やる前から四の五の言わずに一回やってみろ」とはよく言われましたが、普通それくらい何とでもできるだろと言われることですら、聞いていないことが起こると必ず対応できないのです。「(失敗って言っても限度があるから) 気にせずやってみな」と言われて怖々やってみて、指示者も想定していなかったようなヘマをして、「普通ありえんだろ」と結局怒られるのです。

広報室とは会社の政治的な動きや対外的な方針と密接な関係にある部署のようでしたが、改まって教えてもらうこともなく、部長の胸三寸のその大事なことを、阿吽の呼吸で汲み取る上司が全ての業務に絶妙な采配を振るっていました。誰がやっても大丈夫そうな小さな仕事をたまに任されましたが、そんな些細な仕事ひとつ、「その大事なこと」を知らないままでは決断できず、ぐずぐずしてはお粗末な失敗ばかりしていました。どんな小さなことでも方針が変わればアプローチが変わります。空っぽの私自身には考え方も方針も何もありません。だから上役の方針をすっかりトレースしてしまわないと、何も決められないのです。上が私に何をさせたいのか分からず、不安で不安で何もできませんでした。かと言って何もしないままにはいかないのでおずおず動いてみるのですが、しょっちゅう地雷を踏みました。しかし何をしたら地雷を踏むのか全く法則が見えませんでした。よく事態が飲み込めないままに上司や部長に怒られました。色々質問しようとするのですが、その態度自体が更に事態を悪化させました。どうやら皆が知っていて当然の共通の何かを私は知らないようでした。かと言ってそれは教えてもらうことでもないようでした。何から指摘すれば良いのか分からないという怒られ方もしばしばでした。私はもう何が常識で、自分の何が非常識なのかも分からなくなって、迂闊に口も開けない毎日で、息すら殺していました。聞きたいことがあっても「これは聞いても良いことなのかどうなのか」と何日も逡巡し、「何故聞かないのか」と怒られることでやっと「聞いて良いことだったのだ」と学習していました。

自分が恥部そのものになったように毎日恥じ入っていました。その内痛い子ちゃん扱いをされるようになりました。「これが私ですが何か?」と主張できるほどの自分を元々持ち合わせていませんでしたし、彼らの評価に甘んじるのが自分を保つ最も痛みの少ない手段でした。私は痛い子ちゃん扱いされて、へらへら笑う以外の反応を思いつきませんでした。

この時点から十年以上経っているので「こういうことだったのかな」と整理しながら今は昔を思い出せますが、当時は自分がどういう場所に立っていて、自分の周りでどういうことが起こっていてどういう扱いをされていて、何が原因で何が無関係で何が結果かということが全く整理されておらず、毎日が無間地獄のようでした

毎日落ち込んで帰り、その内に旦那さんにはポンコツちゃんと呼ばれるようになりました。旦那さんの言う通り、社会人適性がなさすぎるのだからポンコツです。すごい倍率の中大きな会社に偶然内定をもらってしまったから勘違いして頑張ってきたけれど、そうだ私は元々ポンコツだったのでした。だから旦那さんに守ってもらっているんだと思いました。おかげで夫婦間は円満でした。会社が辛くてつい泣き言を口にすると旦那さんの反応は面倒くさそうで、私はヒヤリとしました。中学生の頃は人間の裏表が理解できないが故に「人は

主張を隠さず対立させて妥協点を探り合うべきだ」などと思っていましたが、思い返せば一つ屋根に一緒に住む人の機嫌が変動することが、小さい頃から何より嫌で、毎日がいつもと同じ平穏でないと不安でした。だから一緒に住む人と安心して暮らすには平穏を乱さないことが最優先でした。

また過食に走りました。一年で異動しました。自己主張することを極度に恐れすぎていた時期だったので、自己申告書には「現状維持を希望」などと書いていましたが、見放されて心底ほっとし、そして「やっぱりか」とガッカリもしました。

◆大人女子の大人力

次の部署の営業企画室では、誰もの興味から零れ落ちた些細な仕事ばかりかき集めて私の業務になりました。でも「空気を読め」ではなく具体的な仕事をもらえて私はやることができました。誰も見向きもしないことに面白みを見出すのは十八番《おはこ》です。どんな小さなこともクソ真面目に取り組みました。まぁいいかで見過ごされていた小さな無駄を見つけては整理してゆきました。上司は頑張る落ちこぼれを愛するタイプだったのだと思います。「よく頑張るじゃないか」と、売上に直接貢献しない影の成果を褒めてもらいました。この上司は、「すごくおかしな子だけど」という前置き付きで、私を引き取ってくれたのだそうです。この会社での最後の上司がそんな人で本当に良かったと思います。

この部署は女性業務職が多い部署でした。虎穴に入った以上、それまで避けていた女性との社交をもう避けられないとやっと観念しました。背水の陣の思いで一緒にお昼を食べても良いか聞いた私を、彼女らはあっさり仲間に入れてくれました。運が良かったことに彼女らは排他的でなく、とにかく「皆が気持ち良く働ける雰囲気でいようね」という暗黙のルールに従っていました。私は彼女らとのランチを有意義なものにすべく、一所懸命話題に上がるものを覚えました。韓流ドラマ、ジャニーズ、ゴシップ…彼女らも本気で100％それらを好きというよりは、共通の話題にしやすいという理由もあって好んで話していたように感じました。女子怖い怖いと頑なになっていた私は、自我よりも周囲との良好な距離感を大事にする大人女子の大人力を目の当たりにし、二十年間の逃避人生を恥じ、取り戻すべく更生を図りました。彼女らとのお付き合いは、仕事以上に大変に勉強になりました。

　昔の私は表面的な会話しかしない人たちのことを「本質に近づけない奴ら」と軽蔑していましたが、表面的な会話をするには大きな理由があることを、初めて身を以て知りました。たとえ誰かのことを快く思っていないにしても、同じ箱の中で過ごす以上、自分も相手もそれ以外の人も気持ち良く過ごせるような配慮が必要です。そのためには自分の感情を自分で受け入れた上でコントロールし、会話をコントロールし、空気をコントロールする努力が必要です。彼女らがしているのはそういうことでした。自分はここに相応しくないとか、自分は皆に受け入れられていないとか、自分は嘘をつけないとか、自分に固執するあまり、私は長年その上の視野が持てずにいたのでした（否、固執ではなく、ここへきてやっと遅滞の発達が追いついたのかもしれません）。私はずっと長いこと「空気が読めない」と言われてきたし、自分でも「読みたい読みたい」と思っているのに全く空気が読めずにいましたが、皆の輪に入れない劣等感による「私のことは空気と思ってください、邪魔だけはしないのが願いです」的過去の私の態度が、裏腹に周囲を困らせていたことが何となく分かりました（疲れていたり気を抜いていたりすると、今でもうっかり本来の暗い自分が出てきますが）。ここへきて「この人たちの空気感を大切にしたい」と思うようになり、読めないならパターンの決まった作法として一つひとつ覚えて行こうと、努力する方向が見えたような気がしました。特に私の隣の総合職女性は非常にそつのない会話に長《た》けており、随分勉強になりました。まずは天候の話題から始まって、延々当たり障りのない割に、それなりに皆が興味を持って臨める話題で長時間持たせるのです。彼女のようにはなれないにしても、とりあえず出会えば天候の話題ということくらいは学習することができ、その後の人とのお付き合いに大きな貢献をしてくれました。

私は彼女らと一緒にいることを楽しいと思ったし、安心できたし、自分が追いかけてきた「普通」のラインをうっすら見つけることができました。何より彼女らと話してみると、長年「変！変！」と言われながら矯正してきた私の性癖や習性は、その年齢・この時代になれば案外そう変でも非常識でもないレベルに収まっていることが分かりました。何故もっと早い内から怖がらずに女子の輪に入らなかったのかなと後悔すらしました（それは不可能だったでしょうが）。他の課の話を聞くと本当に怖い女性は普通にいたので、私の課の女性たちが特別分をわきまえて良識的だったのかもしれません。色々な良い偶然に助けられて、この課では本当に毎日幸せだなぁと思いながら業務に励むことができました。

営業企画室で私の見つけた沢山の無駄が一つひとつ片付いていくと、その先にやりたいことがなくなってきました。データの取り出しや分析も業務としており、今は求められるものをとにかく迅速に返すことで、一定の評価をもらっていましたが、「作業」するだけで良しとされるのは、そう長くないと知っていたので、今より高い次元の業務を与えられるようになれば、自分には周囲の人のようにまともに仕事をこなすことは無理だろうと思いました。配属されて一年、早くもその先の手詰まりが見えだしました。実はやっぱり仕事が全然できないただの変わり者とバレるのは、時間の問題だと怯えました。そして仕事面での手詰まり感と同様に、たった今、人間関係は順風そうだけれども、人が入れ替わったり私の正体がばれたりして、浮いて辛い思いをするようになるだろうという不安は、日に日に少しずつ強くなっていきました。

「もういいんじゃない？」と旦那さんが言ってすぐに妊娠しました。不思議なもので誰の妊娠も、確認するより先に何となく分かるものです。どっちがシュフになる？といった会話は冗談のフリでしてみましたが、

「俺の方が断然社会人適性がある」ということで辞めるならやはり私でした。辞めずに働くという選択肢については、またも旦那さんは「好きにしていいよ」と理解ありげなことを言いましたが（付き合いだしてすぐにデキてしまった時も「ちの好きにしなよ、責任取るし。ちのが決めなよ」と言いましたが、責任を取るとは具体的にどういうことか、何も考えていないようであることはすぐ分かりました）。退職した場合、仕事を続けた場合、それぞれ具体的にどんなことになるかについては興味が持てないようでした。あれこれ具体的な話をしようとすると面倒くさがったし、そんなこと責任持てないよとも言いました。こうして思い出せば、引っかかることだらけです。でも当時は引っかからなかった、というか引っかからないようにしていただけかもしれません。

◆マタニティはちょっとアブナイ

結局私は退職することにしました。理由は一つではありません。月並みなことを言うとリセット欲もあり、例によって「ボロが出る前に消えなきゃ」という焦りもあり、良い人ばかりでもなかったこの会社と絶縁したい気持ちもありました。特に何の意志もなかったところへ「子どもができたら辞めるものよ」と母や友人が立てたフラグのせいもありました。色々混ぜて考えた結果、「退職する」に軍配が上がった感じです。

自分の人生はいつも逃げてばかりだなと思いました。初めてそれに気付いたのは大学の頃でしょうか。思い返してみると幼少の頃から私はそんな性質でした。いつもそこから逃げて、逃げた先で、やりたかったわけでもないことを一所懸命頑張る人生…そんな繰り返しばかりです。今回も究極のところ、会社から逃げ出したくて赤ちゃんをダシにしたのでした。根が真面目なので、ダシにした赤ちゃんのためにこれから人生を掛けて頑張るでしょう。私の人生で一度でも本当に欲しいもののために頑張ってそれを取りに行ったことがあるかと聞かれると、残念ながらただの一度もありません。その努力を前向きに使ったことがありません。いつも何かから逃げるために努力している気がします。

「ゆっくり決めなよ」と上司が言ってくれるにも拘《かかわ》らず、先送りできない性格のために性急に結論を出しすぎ、そして後々に相当悔いました。色々考えたつもりでしたが、しょせん私に考えられることなど知れていました。元々誰かに聞くという機能を持っていないので周囲の女性に相談することもなく、自分が今どういう状況下で何を求めるべきでどんな選択肢がある…といったことを全く思いつけずに、事後になって「本当はあぁしたかったのに」とか「何で教えてくれなかったんだろう」と後悔することが、また増えました。

一度転ばないとフラグが立ちません。一度失敗したことについては呪いのように復習し、次の機会を作れるものならと目論んで、そのための予習に充てます。残念ながら結婚式などそうそう二度目がないものが人生には多くあり、そうなると何年も失敗を引きずります。誰か私のために私に良いように人生の進路をいちいち指示してくれる人がいてくれたらどんなにか楽なのに…「無知な自分が悪いのだから」と思わないで済むように色々頑張ってきたはずなのに…。…やはりどこまで行っても私は私でした。

妊娠は女性をちょっとおかしくさせます。巷にあふれるマタニティママ向けの情報を見ても、あらかたの女性が私同様、妊娠イコール自分にオプションが増えたかのように勘違いをしているのだなと気付きます。お腹に赤ちゃんが来たというだけで大事に扱われ、まるで自分の価値が上がったかのような勘違い…。ひとえにちやほやされているのはそのハレモノ、腹の中の寄生生物なのであって自分は単なる宿主だということを、私はうっかり忘れていました。今回の妊娠では、以前堕ろした時のようにつわりと微熱でしんどい私に旦那さんが「何ぶーたれてんだよ」と無理解に腹を立てることもなく大事にしてもらえ、赤ちゃんのおかげで全て良い流れと都合良く思い込んでいました。

八か月目、早めに里帰りすることにしました。同じ母親同士になったことで、我が母親との確執がすっかり楽なものになったと思っていました。母親が連れて行ってくれた大きな市民病院の産婦人科待合室は、如何にも古い病院の殺伐とした待合室で、私は一回で気が滅入ってしまいました。「大病院が良いに決まっている」という母の大反対を初めて押し切って、個人の産科クリニックへ行きました。押し切る勇気をくれたのは、遠く離れたマタニティ友達と繋がるＳＮＳでした。初めて行った母親学級で頑張って作ったママ友でした。マタニティママは概ね友達を作りたい欲求が強いようで、私のような者にもすぐに友達ができました。文明の利器万歳です。元来人に相談する発想のない私は、独り言のような日記を書いていましたが、陰気な大病院に落ち込むというつぶやきを読んだ友達がアドバイスをくれたのでした。旦那さんの一人っ子で良いという言葉に従い、二度目はないと思っていた私は、この妊娠を後悔のないように、漏らすところなく体感しなければと強迫のように思っており、少しの失敗も許しがたく、毎日の観察日記も欠かしませんでした。だからいるだけで不安な気分になる薄暗い大きな施設で出産するのは、絶対嫌だと思ったのでした。私は出産について沢山予習しました。知らないせいで失敗したくないし、後悔したくない、だからとにかく知識を得ようと貪欲でした。

里帰りして三日目には後悔しました。母と長時間一緒にいると立ち直れないくらいうんざりするのでした。母は母時間と母律に従って生きていました。何事も自分の思った通りにならないと不機嫌でした。ここにいると私はやはり非常識人扱いでした。母と一日朝から晩まで一緒にいなければならないのがしんどくてしんどくて、早く帰りたいと思いました。そうだった、だから私は学生時代も社会人になっても何かと理由を付けて帰省を殆どしなかったのだった、人並み外れて遅く来た反抗期を認めてもらうこともなく、本当は今でもずっと母親と自分は平行線のままだったのだ…思い出しました。妊娠を機に良好になったと勝手に思い込んでいたけれど、母は何一つ変わっていなかったし、私も何一つ変わっていないのでした。

予定日を過ぎても一向にその気にならないお腹の子は、痺れを切らした先生に破水させられてようやく出てくることになりました。先生に「促進剤を打ちましょう」と言われましたが、ママ友に促進剤を打たれて死ぬほどしんどかったというのを聞いていたので、私は拒否しました。医者の言うことを拒否したのは初めてでした。それまでの私なら権威者の言うことは絶対と思い込んでいたので、疑問を抱くことすらなく盲目的に従っていたと思います。予習していたおかげです。

さすがに出産の一部始終を予習し尽くすことはできなかったので、終始「これでいいのかなこれでいいのかな」と不安に思いながらの出産でした。心ここに有らずと言っても良いくらい赤ちゃん以外のことに気を使っていました。「腰をでっかい槌でガーンガーンと打たれるような痛み」と聞いていたのでどんなに痛くなっても「これくらいじゃないな、これじゃお腹壊したくらいだな」と謙虚になりすぎ(?)、看護師さんが見に来てくれた時にはもう出てくる直前になっていました。誰が看護師さんで誰が助産師さんか分からないけれど、彼女らの手が汚れることばかりバカみたいに気にして謝っていました。

自分の子どもは特別なのだから特別語呂が良かったり意味のある日に、両親や妹や旦那さんが揃っている中で産みたいなどと思っていましたが、娘は至って何事もない日に父妹不在の中生まれました。不満1でした。個室へ帰る時に保育器に入った自分の赤ちゃんを見ると、きれいでびっくりしましたが、翌日の昼、看護師さんに連れて来られた赤ちゃんを見るとまるで別人になっていて、すり替えられたんじゃないかと本気で勘繰りました。でも私以外の誰もそんな不審がった様子はありません。どうやら私は自分の赤ちゃんの顔も例によって覚えられなかったようです。産後でハイなせいもあったでしょう。希望すれば出産直後から一緒に寝られたのかもしれません。一晩でこんなギャップと不安を感じることになるなんて、迂闊だった…後悔2でした。希望すれば出産直後の赤ちゃんを抱っこすることもできたことを知りました。何で教えてくれなかったのか…。後悔3でした。パソコンはCtrlとZを押せば取り消しできるのになぁ、取り消して出産し直したいなぁとかなり本気で考えました。私は黙っていましたが、頭の中では「私があんなに失敗のないように万全を期していたのに台無し…やり直したい、やり直したい…」などと憤懣声があちこちから聞こえていました。*22

＊22　予定が狂えばパニックか

自閉症の人はよくパニック（癇癪・ヒステリー）になるといいます。予定が狂った時、拘りが満たされなかった時、思い通りにならなかった時にパニックになるとものの本にも書いています。思っていたのと違う展開に弱いのです。基本的に自分中心の世界に生きているし、割り込んできた予定が無意識に最優先となってしまうので、全ての予定変更にイラッとします。私はパニックで大暴れするような子ではありませんでしたが、塞ぎ込んで、周囲の人を「何なの?!」と思わせるような態度によくなっていました。でもいつも癇癪を起こしているような子でもいちいち全部の予定変更にキレているわけではないと私は思います。ではいつ癇癪に繋がって、どんな場合には癇癪に繋がらないのでしょうか。

一つは全く予想外のことが起きた場合です。全く予想外のことにパニックになるのは誰でもですが、私たちがニュートラルの状態で自分の近未来を予想できる力は、多分多数派の人よりかなり弱いと思うので、多数派の人が「そんなことで?」と思うようなことで「予想外」に陥るのだと思います。小学四年生の一年間、突然視界に現れた妹（入学したて）が「おねーちゃーん」と突進してくることにパニックを起こして、絶叫しながらよく逃走しました。校内のどこかにいる妹が姉を見つけて寄ってくるなど、今普通に考えたら何がそんなに予想外で恐慌を来すのか全く分かりません。

もう一つは、その結末がどれくらいリアルに想像されるかによると思われます。その予定について頭の中でまさにビデオ再生のように映像で再現されてしまうと、もうそれは「予定」ではなく「予め決まった未来の事実」になってしまいます。そうなると予定の変更は、既に確定しているはずの事実を曲げることになります。映像で再現されてしまった時点で変更不可能なのです。変更するのにはものすごい努力が要ります。癇癪という形でしか清算できない子は癇癪を起こし、私のような陰気な子は心を閉ざして内に籠るのです。根拠は私の経験のみです。でも振り返ってみるとそうなのです。楽しみな予定ほどこの罠にはまります。口約束を私の方だけが覚えていて、自分でも手に負えないほど鬱にはまったのもこういうことだったのです。

「このお皿は皆で分けて食べます」と先に知っていれば、きっと自分が頼んだ料理だからと自分一人で食べようとしません。「券売機でおばさんに横入りされます」と聞いていれば、おばさんに横入りされてもきっとイラッとしません。ジョーカーを持っているのは誰かを推測して楽しむゲームですと聞いていれば、きっと一番に上がれなくてもカーッとなることはありません。経験が異常に少ないことと、経験という点が線にならないこと、そして正解（真実）は一つ症候群と合わさって、「それ以外の結末」を想像できないことから予定変更のパニックは起こるのだと思います。だから少なくとも私の場合は、一枚の紙に時系列で示されたただの文字情報や、特に興味のない予定が変更になっても何も問題はありません。

自閉症の子どもにはできるだけスケジュールを教えて想像できるように…という指導がありますが、個人的には微妙に反対です。だって想像と現実とのギャップやイレギュラー発生は避けられないし、それが故に未来のことを細かく間違いなく予め案内することはできません。私は自分本位すぎる非現実的な想像力はありすぎるほどありましたが、現実的な想像力は皆無でした。参照できる経験母数をとにかく増やしていくしかないと思います。

また、日常の安定が狂わされるのはストレスです。自分一人なら保てるはずの全てが、特に子どもがいるといつも狂いっぱなしです。あるべき場所にあるべきものが戻ってこない、物が乱雑に散らかりっぱなし、起きるべき時間に起きない、出るべき時間にまだ出られない、すべきことをしないくせに主張だけはする、理不尽に機嫌を損ねる、ずっと喋り続けられる、常に騒がしい、きょうだい揃えばケンカになる、私が絶叫するまでやめない、全てが予定通り予定外…子どもの頃はそんな子どもが嫌いでしたが、今自分の子ども相手にそんなこと言っていられません。毎日自分の限界を知る試練を受けているようです。

何が起きているかが分かれば怖くなくなったものも沢山あります。突然襲われたようなショックで泣き叫んでいた注射も、針が皮膚に刺さるところから抜かれるところまで、一部始終を見守ることで得体の知れない痛さや恐怖はなくなりました。指を深く切って縫ってもらう時も、作業を見て納得することで痛みを我慢することができました。出産もそうです。二度目の出産中、ガラスに自分が偶然映っており、自分の体感と事態がリンクして、落ち着いて観察することができました。

◆全力で「母親」をやってみる

　自分の赤ちゃんは生まれてからも特別だと信じていて、きっとマンガに出てくるようなかわいい泣き声で、かわいく寝入って寝起きもかわいいんだ…と根拠なく思っていたのですが、初めて同室になると、大きな声で泣き続け、どうあやしても授乳しても一向に眠りません。結局未明まで一睡もできず、看護師さんに連れて行ってもらいました。…あれ、おかしいなと思いました。少し現実に引き戻されました。元々の思い込み体質と完璧主義が出産に向けてピークだったのだと思います。後悔1も2も3も消えることは全くありませんでしたが、無視し続けて数か月の内に、他に拘泥することが出てき始めて、やっと後悔1も2も3も、その他のあれこれも大したことじゃないと思い込めばそう思えるようになりました。あぁ良かった「赤ちゃんすり替えられたんじゃ」とか「出てきたてを抱っこしたかったのに！時間を戻したい」とか「アニバーサリー的な日に産みたかったのに」とかバカなことをうっかり口にしないで。私の執着のままに行動したら、傍から見たら異常行動に決まっています。長年かけて着込んできた常識を、出産に浮かれてつい脱ぎ捨ててしまうところでした。思い留まって本当に良かったです。

　一か月健診を終え自分の家に戻りました。首が据わっていないというのがどんなものか分からず恐怖だったし、寒い時期でもあったし、どこかで誰かにも言われたし、三か月以上、平日は毎日ずっと赤ちゃんと家から出ずに二人きりでいました。保健所の人が一度訪ねてきました。不満などないですか、不安などないですか、赤ちゃんをかわいいと思えますか…などと聞かれましたが、赤ちゃん自体はかわいいと思っているし、しんどかったり大変だったりは当然のことだろうし、変な質問するなぁと思いつつ「大丈夫です」と答えました。

　今が一番かわいい時よねぇとか、かわいくて仕方ないでしょうとか、知らない人に話しかけられることが増えました。そうですねぇと相槌を打っていましたが、正直なところ、生き物としてのかわいさと興味深さはありつつも、「かわいくて仕方ない」という感覚に実感がありませんでした。

旦那さんは希望してハードな部署へ転属しました。最初は立身出世意欲で揚々としていた彼ですが、一か月もしない内に理想と現実のギャップに苦しみ出し、口を開けば会社への不満ばかり、毎日朝から晩までカリカリしているようになりました。そういえば新人配属された頃も、周囲の人への文句と待遇への不満ばかり言っていました。その頃は、自分と随分違うタイプの人に驚きはしたものの、こういうのが普通なのかと思っていました。育児が大変だとは思っていませんでしたが、赤ちゃんが寝入った頃に帰って来た人に、「あいつはバカだ」「本当の俺は」「上の奴らは」「営業の奴らは」と一日のストレスを聞かされ続けるのは毎日気が滅入りました。それでも収まらないような日は、私の上に最後のシメのように、おもむろに乗ってくるのが嫌でした。「むしろ嬉しがるべきだろ」と不満げに言われても、嫌で嫌で嫌で心が無感動になるばかりでした。当時はただ嫌悪感と罪悪感を抱いていただけですが、今は「自身で処理できない憤懣を清算する手段」にされるのを感じて嫌だったんだろうなと思います。

三か月を過ぎるとぼちぼち外に出るようになり、ママ友とも会ったりするようになりました。本来の私ならずっと一日誰とも会わずとも日々は過ごせるのですが、私のせいで狭小でつまらない人間になったら申し訳ないと思い、母になった以上腹をくくるべしと奮起し、全力で「母親」を演じました。私らしくなく毎日あちこち出向いたり、同じような赤ちゃん同士交流を図ったり、本を読んだり歌を歌ったり散歩したりしていました。数人でいると、気を抜くと「あぁもうどうでもいいや」と途中で遠くに心を飛ばしてしまう弱い自分に鞭を打って社交しました。育児のことを話していれば何とかなるのが救いでした。思い切って行動してみると、歓迎、面倒、微妙…と様々な相手の反応があり、かつて何があっても自分が悪いと思っていたけど、相手の勝手ということもある…と客観的に考えることができました。ちょっと他人（我が子）のためというのが、当事者自身であった時より冷静になれて良かったかもしれません。[*23]

＊23　人は自分と関係なく存在するという大発見

昔は誰か後ろにいれば何を言われているんだろうと不安でパニックになりましたが、最近になって、女性同士かたまっていても、仮にたまたま私と目が合っても、私のことを話しているわけではなく、ましてや私に悪意などなく、何なら私への関心すらなく、ただ私に無害な楽しいことを話しているにすぎないと考えられるようになりました。それは私にとっては革命的にものすごいことでした。こう考えるのにはかなりコントロールを要しますが（自然に任せるとどうしても自分が近づくだけで不愉快なのではないかとか、本当は自分のことを白い目で見ているのではないかとか悪いことばかり思いついてしまいます）、周囲にいる多くの人は私に無関係なようでした。自分と他人の境界が曖昧なために、自分の視野に入っている人全てが自分と関係があると認識してしまうせいで、自分が意識しているのと全く同じに向こうも自分を意識していると思い込んでしまうせいで、自分の心理状況が生み出した疑心暗鬼をさも間違いないと思い込んでしまうせいで、今まで過剰なほどに彼女らを怖がっていたのでしょう。

24時間365日赤ちゃんとべったりの状態と、赤ちゃんが寝てからと休日の旦那さんの愚痴漬けで息が詰まりそうでした。育児も家事も完璧に、毎日少しの怠慢もなくやろうとしていました。完全にチョコレート依存で、煙草も復活していました。赤ちゃんの前では常に笑顔を決めていましたが、精神的にはなかなか切迫していたと思います。赤ちゃんが眠っている時は、幸せな気分で「早く起きないかな」などと思っていられるのに、赤ちゃんが目を覚ました途端、現実逃避で異常な睡魔に襲われたりして、「早く寝てくれないかな」と思ったりしました。赤ちゃんはやがて幼児になっていましたが、私たちの毎日は従前と変わらず、朝は癇癪で始まり、昼寝は癇癪で始まり、泣けばダッシュで駆けつけあやし、おっぱいが不安な時の拠り所であり、離乳食は断固として進まず、夜もおっぱいを飲みながら寝落ちる…の繰り返しでした。そんな時、ゆっくりじっくり距離を育てたママ友が復職しました。何故か「子どもが三歳になるまでは家にいる」は確定事項だと思い込んでいた私は、自分も働けば良いのかと目が覚めました。働くことは良いことばかりに思えました。子どもには母と二人だけの関係ではなく、社会性を身に付けさせることができます。消費するだけの私は、労働を提供し対価に変えることができます。半減した月収を幾分か取り戻せます。一人になる時間が確保できます。これ以上娘と二人きりの世界で密着していては、良いお母さんをキープできないと思い始めていました。そして、その復職するママ友以外に、日中気軽に交流できる親しいママ友はもういませんでした。子どもが三歳になるまではと嫌そうな顔をする母と、何故仕事なんてまたしたいのかと不思議がる旦那さんをほぼ無視する形で、私は保育園に関する情報を集め出しました。手当たり次第調べれば全くの無知でも色々分かるものです。認可保育園は現在働いていないママにはまず無理だと役所の人が教えてくれました。認可と無認可と何が違うのか分かりませんでしたが、無認可保育園を探しました。無認可保育園については役所は教えてくれないもののようでした。ネットで拾える情報は僅か、急遽購入した安い自転車に娘を乗せてあちこち保育園を探して回りました。現状空きはない、仮に空きが出ても他に空き待ちがいる、権利が回って来てもそれが自分が預けたいタイミングと合致するかは運次第…なかなかに託児は賭けであることが十分分かりました。「今なら受け入れられますよ」という、できて間もない保育園を見つけ、入園の申し込みをしました。無駄な支出にしたくないので初登園日に合わせて、最寄りの駅から通える場所で仕事を探しました。初登園直前にハローワークで見つけた会社がウェブサイト作成のアシスタントで雇ってくれることになりました。

朝は五時に起きました。四時の日もありました。旦那さんは家事やるくらいなら汚くて良い派だし、何で働くのというのを無視して働き出した手前、家事のレベルは絶対下げられませんでした。日々駆け込みでのお迎え、晩ごはん作り、お風呂入れ、休日は一週間分の買い物。娘は食事に一時間以上はかかるし、まだまだおっぱいを飲みながらでないと寝ないし、朝は大暴れして一時間は抱っこしていないといけないし、娘の昼寝パターンと無関係に旦那さんは休日は外出したがったし、私は腰を下ろす暇もないほどでしたが、娘と二人っきりで外出先も殆どない毎日よりずっと気持ちが楽だと思いました。忙しければ娘の卒乳や食事や感情のムラのことを考えずに済むし、旦那さんの持って帰って来る愚痴を一日反芻して鬱々とすることもありません。こんなに楽になってしかもお給料までもらえて良いことづくめだと思いました。

私を雇ってくれたのは某ショッピングサイトでドラッグ・日用品を販売する会社でしたが、いざ勤め始めてみると偽りだらけですぐに辛くなりました。私を入れて三人の社員を雇った経営者は、親のお店の商品をネットで激安販売しているだけで、発注された商品がたまたま手元にあれば即日発送する一方、なければ一か月音沙汰なしの上、一方的キャンセルなど平気で、まるで「会社」の体《てい》をなしていませんでした。当然入りますよと言われていた社会保険に本当に入ってもらうのに、何度もお願いして三か月かかり、絵が好きだったので選んだウェブデザインの仕事だったはずが、二か月目には「ちょっとだけお願い」と電話対応を任され、それ以降パソコンを触る暇がないくらい毎日クレームの電話を受け続けました。日に何度もかかってくる「訴えてやる！」の電話と、どこにいるか分からず、客からの電話も消費者センターからの電話も平気で無視する経営者に振り回されて、私だけでなく他の二人も疲弊していました。大都市の超一等地で開業しているからと言って、常識的な人とは限らないのだということを初めて知りました。彼らは一般的な良識には関心がないようであり、会話の成り立つ外国人のようでした。就職した先が良いか悪いかは運次第なのだと初めて知りました。

◆娘の癇癪

お迎えに行って自転車に乗せようとすると、娘が泣いたり暴れたり逃げ出したりするようになりました。何故だか分かりませんが、そんなことよりこの後は家に帰ってしなければならないことが私の頭の中で分単位で決まっています。なだめてもどうしても収まらない娘を担いで自転車に無理やり乗せ、後ろでぶんぶん暴れて落ちそうになるのを片手で押え込み、泣き叫ぶ声に通行人皆に振り返られながら混雑する道を爆走して帰宅しました。帰宅したものの今度は自転車から降りたがらず、家にも上がりたがらず、どこかへ逃げたがる娘をどうすることもできず結局一時間ほどの徘徊に付き合うことも恒例になりました。だからと言って晩ごはんの内容にこの悶着が影響するようなことは絶対あってはならず、旦那さんに娘の行動を報告することはありませんでした。

娘は癇癪を度々起こしました。私には全く理由が分からない小さな（?）癇癪は日常茶飯事でした。娘は火が点くと、喉が切れてもおかしくないくらい絶叫しました。就職後に移れた認可保育園入園前の健康診断では、園の敷地に入ってから家に着くまで号泣し続け、健康診断になりませんでした。帰省中行ったデパートでは突然転げ回って大声で泣き出し、「癇癪」を初めて見た母と妹を絶句させました。転居後には、新しい保育園にも慣れた頃と思ったら、帰宅するなり壁に頭を打ち付けたり私に噛みついたり殴ったり蹴ったりするようになりました。初回問題なく通えそうかなと思ったバレエ教室では、その内帰りの車中で運転できないほど私に摑みかかって怒り狂うようになりました。就寝中の夜泣きと目覚めの癇癪はいつものことでしたが、うっかり寝落ちてしまった昼寝から目覚めた時の癇癪は、就学以降も正気を失っているような暴れっぷりでした。

何度となく癇癪を経験し、また娘が少しずつ言葉を操るようになり、私も癇癪について分かるようになってきました。娘は主に自分主導で物事が進まない時、また他人主導で物事が進んでいる時、言葉にできない憤懣が急激に高まり制御できなくなるようでした。娘は他人に指図されるのが大嫌いでした。したかったことも、しなければならないことになった途端嫌いになりました。また、言葉で諭されても納得できず、実際に自分が体験して自分でそう感じるまでは何事も頑として受け入れられませんでした。爆発している時はまさに我を失っていて、どうやっても癇癪に拍車を掛けるだけでした。他人の前ではそれなりに抑えているようでしたが、それでも周囲の人を驚かせるには十分の威力でした。脅して、謝るまで押入れに閉じ込めとけよと旦那さんは言いましたが、私は嫌でした。押入れに入れて仮に泣きやんだとしても、閉じ込められた理由に到達するとは思えません。悪い記憶が残るだけかもしれません。押入れに入れて、もし泣きやまなかったら、よしんば泣きやんだとしても、いずれ効果がなくなったら、次はもっと強力なお仕置きに訴えなければならなくなります。注いでも沁みず、繰り返しても積み重ならず、言葉で言っても理解されず、心を尽くしても伝わらず、大きな声でも届かず、力尽きるまで絶叫し続けることしかできない子には、どうすれば良いのでしょう。考えても、優柔不断な私には答えは分かりませんでした。でも、今声の届かない子に無理やり力で言うことを聞かせても、本当の意味で目的は達成しないと思いました。旦那さんのみならず母にも甘い温いと言われましたが、私が強い態度に出られないのは、(元来の性質であることは確かですが)「お前は間違っている」と言われ続けて、自分の決断に圧倒的に自信が持てないためでもあります。私は子どもだけにではなく、誰に対しても甘く温いのであり、この性質を最も好都合としたはずの両者に最も責められるのは皮肉でした。

パニック中でも私の声が届くくらいの精神状態になるまで、娘の成長を待つしかないと私は思いました。育児の結果が出るのはずっと先なので、この待機が正解だったのか過ちだったのか、今でも分かりませんが、それでも力づくは嫌でした。私は私がされて嫌だったことは絶対しないと誓っていました。でも「しない」だけでは育児は成立せず、では具体的にどうしてやることが良い育児となるのか、私には全然分かりませんでした。生《なま》の子どもとの対峙は、日々問題と対峙することであり、何事も熟慮しないと判じられない私は、何気ない「〇〇していい?」の問いにも即断できず、それを許すことでどんな影響があるのか、許さないことでどんな影響があるのか、立ち位置が変われば変わる良し悪しのどっちにつけば良いのか等々、逡巡しました。そんなのろまの私が一丁前に育児について語ろうとするのがハナについたのか、娘が絡むと旦那さんにキレられることが増えました。自分のどの物言いが生意気で上から目線で何様なのか、どう直せばよいのか悶々と悩みましたが、それまでは殆ど何でも旦那さんの言う通りにしていたポンコツの私が、気弱なくせに頑固に旦那さんの言うことに従わないのです（しかも従わないくせにぐずぐず動きません）。今にして思えば、即断派、且つ自分と意見の合わない人を受け入れられない旦那さんにとっては当然だったかなと思います。

◆藁を摑んで振り出しに戻る

娘が一歳半健診で引っかかりました。ここで引っかかるということが即ち何を意味しているか私も知っていました。しかし「犬を見て『ワンワン』と言って指をさし、こちらを見ますか？」「『○○を取ってきて』というような指示に従いますか？」…どれも「まだ一歳半じゃん、できるわけないじゃん」と思われたし、むしろ歩きも発語もおむつ離れも超早熟で羨ましがられていたくらいなので、大して気にしませんでした。ただ、「こんな賢い子が引っかかるんだ？」と不思議に思い、その点気にはなりました。そんなフラグが立ったところで、たまたま「高機能自閉症」の元キャバ嬢という人のコラムを何かの雑誌で読んだのが、偶然でないように思われました。妙に刺さりました。自分に似ていると思いました。高機能自閉症についての本を図書館で借りて読むと、身に覚えのあることが多く衝撃を受けました。初めて旦那さんに仕事と嘘をつき、嫌そうな顔に気付かないふりをして娘を頼み病院へ行ってみました。

医師の診察の前に、親身に話を聞いてくれたカウンセラーに安堵していた私は、弁護士ドラマのオフィスのような小洒落た診察室で、立派な机に座る医師の強い口調に固まってしまいました。「で、何で高機能自閉症だと思ってるわけ？」と聞かれ、病院に行けばリトマス紙みたいなのがあって、血液採取でもすれば自閉症の陽性陰性がすぐ分かると思い込んでいた私は面食らいました。出鼻を挫かれたものの、何とか経緯を説明しようと頑張る意志はありましたが、その尋問口調に真っ白になって何も言えませんでした。医師の言葉は「そんなものは個性なんですよ」でした。「あなたはどこの大学？どこに勤めてました？しかも今は子どもまでいて立派に生活している。だから自閉症なんてことない、個性なんですよ」。何と言うか…やっと岸に辿り着いて岩を掴んだ手を、上から力いっぱい踏み潰されたようなショックでした。やっと自分の正体が分かると思っていたのに、何の代償でこれまで後ろ指をさされるような気持ちで生きてきたのか、やっと見識ある人から聞かせてもらえると思っていたのに…。医師の目が「自分は特別辛いと思ってたんでしょうけど、残念でした、普通よ、あんたがどこにいても浮いていたのはあんた自身の性格のせいよ、この根暗、努力不足」と言っているようでした（記憶の映像に後から自分で入れた声でしょう。自分を繰り返し戒めてきた長い付き合いの心の声です）。確かな頼みの綱と思った物が急に藁になりました。開口一番否定されるとは。全く思ってもみなかった予想外に二の句が継げませんでした。

でもでもと私が恐れ入って言葉を探せずにいると「じゃあ、あなたのお父さんはどんな人？」と聞かれました。私は窮してしまいました。どういう答えを求められているのか分からなかったからです。何を答えれば良いのか分からず探り探り、何歳くらいでどんな仕事をしているかを答え、物足りないような気がしたので、いつも母に聞かされていた「優しくてユーモアがあっておおらかで」という形容をそのまま話しました。

「今何かに困っているの？」と聞かれ、また答えに窮しました。私はずーっと長い間困っていました。鬱状態も色々な辛さも恒久的なもので、「今」に限定したものではありません。たった「今」と限定されると答えるべき答えがないように思われました。また慢性的にだらだらと多岐に亘って困っており、具体的にどれから挙げて良いか分からず、「何か」と聞かれ急に思い出そうとすると何も思い出せなくなりました。打っても響かない太鼓のように私がアワアワしていると、「カウンセリングに来る？来るのは全然構わないよ。あなたの言う高機能自閉症？（医師にとっても馴染みのない病名だったのでしょうか）それには関係ないけど」と強い語気で聞かれましたが、私が望んでいるのは診断であって、誰かとお喋りすることではなかったので、それだけは即答で要らないと答えられました。「テストは受ける？それで気が済むなら」と聞かれ、是非にとお願いしました。私は日ごろケチでしたが、この時はいくらかかっても構わないと思いました。何年も何年も抱いてきた自分への違和感の謎が解けるかもしれない、皆と一緒でない、普通でない、どこにも属せない私が属せる場所があるかもしれないと思ったのです。「個性です」で、あっさり諦めるわけにはいきませんでした。

別の日に、また仕事と嘘をついて指定された機関へ行きました。テストをしてくれたのは別の人でした。テスト後、「僕の見立てでは間違いないと思います」と言われ、私は嬉しくて飛び上がりました。「でもそうだと診断されていないし、僕には診断することはできないんです」と言われ、私はその理由が分からず途方に暮れてしまいました。帰宅すると玄関で子どもがずっと泣いていました。「だって抱っこしてもしなくても泣きやまないんだし」とゲームから目を離さず旦那さんが言いました。

後日テストの結果が郵送されてきましたが、私はそれをどう見て良いのか分かりませんでした。旦那さんに嘘までついてハイジャンプした割には、得たものは「受診は徒労であった」というなかなかに空しいもので、「それが個性」という医師の厳しい言葉だけが強く印象に残り、だからやっぱり全ては私に原因があったんだと、やっぱり私はもっと努力して普通の人たちと同じように振る舞えるよう頑張らなければと、いつもの振り出しに戻ったのでした。

パート先では相変わらず一日苦情電話の対応に終始し、感情のマヒに慣れている私はもうこの状態で安定するならそれでもいいや、どこまでブラックか見届けてやるのも悪くないと思っていました。でもある日「お前も加害者だ！」と電話口で言われ、両頬を叩かれたようなショックを受けました。私がどんなに個人的に潔白と誠意を貫いていても、パソコンの向こうの人からしたら、あの人たちと一緒くたなのか…と目が覚め、その日の内に辞める旨を伝えに行きました。胃に穴が開くんじゃないかというくらい頑張った自負があったのですが、「あ、そう」の一言で済まされてしまいました。職場を後にすると、自分でも驚くくらいすーっと晴々した気持ちになり、そうして初めて「私はここに来るのがそんなにしんどかったんだ」と気付きました。心がしんどいのに気付かないよう感度を鈍らせていたのは、転園できたばかりの認可保育園にいられなくなるんじゃないかとか、自分が働きたくて働き出した負い目とか、また自分の時間が確保できなくなるのではないかという不安感でした。

◆転職・転居・暗転

自力でまっとうな会社と雇用契約をする能力がないことがよく分かったし、小さい会社に対して労働基準監督署やハローワークは、どんな力をも行使できないということも相談してみて分かったし、翌日には派遣会社に登録に行き、その日の内に仕事を決めました。あんな環境で半年耐えられたんだから何でもできると思っていましたが、それまでの職歴の切り売りで良ければ、もっと高給でまともな仕事に簡単にありつけました。業務内容以外にも、勤務時間や勤務地などは全て生活に無理のない範囲で決めました。今回のことで優先順位が分かりました。世の中には沢山の「会社」があって、一言で会社と言って、見た目に違いがなくても、蓋を開ければ実に様々なものだなと思い知り、そして自分が最初に就職した先が如何に恵まれた環境だったか思い知りました。

新しい仕事先はとても良い会社でした。会社の風土が社員に表れるということがよく分かりました。長い歴史と安定した資産があり、今日と同じように明日があると誰も疑っていない会社は、空気そのものがほのぼのとしていて、ギスギスした感じがありません。出産前の勤務先を思い出しました。社員に共通した育ちの良さのようなものが感じられます。一人ひとりそれなりに抱く不満もあるかもしれませんが、あっちとこっちを見てきた私から見れば間違いなく天国でした。一年先輩の派遣Nさんも他課の出向社員Iさんも、後から来た私にもとても親切でした。正社員の人たちにも、後から入って来たばかりの人間に対してすら払う一定の敬意が感じられました。

仕事は明確な指示で以て与えられました。その人の気分次第なこともなく、適当な指示の割に責任ばかり大きいということもありませんでした。何て親切なんだろうと驚きました。有難いことに電話取次ぎはありませんでした。仕事内容は、私のそれまでのパソコン知識とロボットのような作業性がぴったりだったようで、すぐにこなすことができました。明確な指示の下、機械にできない仕事を機械のようなスピードと正確さでどんどん消化していく…薄々気付いてはいたけれど、やっぱり自分に一番丁度良い仕事はこういう仕事なんだなぁと改めて実感しました。誰とも喋らずにパソコン画面を見つめながら無心にキーボードを打ち続けるのは快感ですらありました。

Nさんはパソコンは殆どできないけれど、社交的で自分に自信があって信じるものを疑わず、それが自然と態度にも表れている、私の憧れる塊のような人で、彼女がたまたま隣でラッキーだったなぁと思います。彼女が私にしてくれたことなど別段何もありませんが、厚みのある人は一緒にいるだけで何かを他人に分けているのだと思います。数日前までの鬱々としていた生活が嘘のようでした。NさんとIさんとは、一対一になると、相変わらず何を喋ったら良いのか頭をフル回転して緊張しましたが、二人が主に喋っていてくれれば何となく一緒にいることができました。子どもや旦那さんの話もでき、自分のことを話し他人の話を聞いていると、一人ではどんどん深みにはまってしまうようなことも、大したことでないように思われました。

旦那さんの会社への不満は日に日に大きくなっていき、「辞めてやる」が口癖になっていました。私は平日日中が楽しくなったのがとても救いでした。そのおかげか、どうせ口だけなんだと呆れる余裕が生まれ、「絶対鬱だ」「ノイローゼだ」と言い続ける旦那さんに「じゃあ病院に行ってみれば」といつか行った病院を教えてあげました。

旦那さんは上司に地方への異動を希望しました。妻がノイローゼになってしまって…と私があげた診察券を見せたそうです。「だって俺がノイローゼになるより異動した方がマシでしょ。その代わり気の済むまで物件探していいし、表札もいいのを付けよう」と報告されたのは全て事後です。私は嫌でした。せっかく楽しい職場と素敵な友達を見つけたばかりなのに。娘も転園できたばかりなのに。「その代わり」って何が「その代わり」か、全然釣り合っていないと思いました。何よりひどいと思ったのは、自分をダシに使われたことでした。日頃「俺は女々しい男は大嫌いなの」と言っている人の、妻を詐病にしてまで保ちたかった男らしさって何だろうと心底ガッカリしました（そして新居探しは気の済むまでさせてもらえませんでした）。

嫌でも新しい生活は始まります。生活のペースを変えるのが嫌でした。娘が当然だと思っているはずの「朝は早起きして、準備ができたら決まった場所に出かける」というペースを崩してしまっては、ゆくゆくのために良くないと思ったからです。そして預けるからには収入を得なければと当然のように思っていました。

仕事はなかなか決まりませんでした。もう早く決まってくれれば何でもいいくらいに焦って、建材メーカーの仕事を得ました。営業事務ということで、電話対応も仕事の一つでしたが、まだ何も、商品名すら知らないのにいきなりハイドウゾと任された時は驚きました。他に女性は四人いましたが、親切に教えてくれる人は一人だけで、後の人は聞こえないふり、知らないふり、聞かれても「何で私に聞くわけ？」と逆ギレされたり、ちょっと考えられないモラルの低さに何度も驚き、そしてどんどん萎縮していきました。女性社会は悪い世界ではないとこれまでの職場で体感した私は、ここでもどうにか居心地良い環境を作ろうとかなり頑張りましたが、どうも努力で何ともならないものもあるものです。クレームの電話に居留守を使ったり「キミ代わりに謝っといてよ」と平気で言ったりする支店長や営業に、呆れることも多く、もう少しで一年というある日、ふと「もう十分だ。辞めよう」と思いました。毎日子どものお迎えの時に「今日は楽しかった？ママも楽しかったよ」と言うことを自分に課していましたが、やはりここも辞めた時は自分でも驚くほど楽になりました。

またなかなか仕事が見つからない状況が続きました。単発で仕事をすると、旦那さんに旦那さんの会社の総務とやりとりしてもらう面倒が増えてしまい、「俺に迷惑をかけるな」と怒られました。そういえば、娘が生まれてすぐの頃、生命保険について相談した時も怒られましたっけ。「うるさい」「ふざけんな」「余計なこと考えさせるな」…大事なことだし、どう言葉を尽くせば、或いはどう短くまとめれば分かってもらえるだろうと、考えられるだけ考えましたが、どう工夫しても話し始めればすぐキレられて、どうしようもありませんでした。一回だけだからと懇願して、家まで来た保険会社の人の説明を聞いてもらいましたが、適当にハイハイ聞いていられたのは最初の内だけ、三十分もしてイライラが目に見えるようになったので、保険会社の人には巻いて帰ってもらいました。「うんざりなんだよ。もう二度とごめんだからな」と言われ、その後一切相談していません。「あのテレビ見た？」とか「このゲームが欲しい」とか、日常の他愛ない話は楽しくできる人だけれど、先の長い話や、人生に関わる話には関心がなくて、関心のない話はしてはいけない人なんだなとよく分かりました。児童手当受取のための口座開設をお願いした時も、「貴重な時間使って何でわざわざ俺が銀行に行かなきゃならないわけ」と、ずっと言っていました。転居の手続きも荷造りも全部私がやるようになりました。でも世帯主にしかできないことはどうしてもあって、全部私ができればどんなに楽かと考えました。旦那さんは「貧乏は嫌だし、我慢も嫌だから、子どもは一人で十分。愛情を分割したらかわいそうだし」と言っていましたが、私はどうにかしてそれを翻せないかなと思っていました。経験的なことから言うと妹がいることがとても有難いと思っているし、実利的なことを言うと将来親が死んだ後頼れるのはきょうだいくらいだからです。期せずして妊娠しましたが、不思議と妊娠している気が全然しない妙な妊娠で、まだほんの初期に流産しました。何となく赤ちゃんが定着していない気は随分前からうっすらしていたこともあり、自宅でいきなり流産の兆しが来てしまってからは、驚くほど予習通りてきぱき処置できてしまいました。娘は残念がっていましたが、よく分かっていなかったと思います。

流産処置後病院の帰り、私は自分があまりに無感動なので、もっと色々何か感じた方が良いんじゃないのかと思い、事態を噛み締めてみようとしていました。そんな私を見た旦那さんが運転席から言った言葉は「そうやって悲劇のヒロインぶるのやめなよ。赤ちゃんが死んだわけじゃないんだからさぁ、別にいいじゃん」でした。流産したことを、妹も両親も慰めてくれましたが、私はやはり感情が薄いらしく人が心配してくれるほどショックを受けていませんでした。でも、旦那さんから出た言葉には十分傷つき、彼に返す言葉は見つかりませんでした。

◆発達障害の輪にも入れない

リーマンショックのさなか、どうやら仕事を見つけることは困難と思うに至り、可能な限り仕事はしなければならないという自己呪縛から逃れた私は、自分のために時間を使うことを決めました。またもたまたまアスペルガー症候群という女性の特集をテレビで見て、消沈していた自分の正体を探したい気持ちが再燃したのでした。「私と同じだ！これもこれも他人から見たら変なことなのか！」と驚きました。「自分重病説」と鼻で笑う旦那さんにどう説明しても理解してもらえず残念ですが、私は重病人になりたいわけでも、誰かに不幸自慢したいわけでもありません。自分でもよく分からない自分の取扱説明書が欲しいのでした。占いではなく、裏付けのある客観的で詳細なスペック情報を知りたいのでした。

発達障害者支援センターを調べ、電話をしました。まずは慇懃に門前払いをされましたが、私にしては珍しく食い下がり、何とか数か月後に予約を取り付けました。以前、初めての受診では痛い目を見たので、今回は限られた時間で完全にプレゼンしなければと思い、何故自分が発達障害ではないかと思うに至ったかを説明するために、生まれてこの方の年表を作ることにしました。

一旦書き始めてみると指が止まらず、徹夜で年表をほぼ書き上げてしまいました。アスペルガー症候群の人の本を読んで、私の人生の要所要所で感じてきた違和感はこれだったのかと思われること、お前はおかしいと言われた出来事、今でも解けていない謎の出来事を、思い出せる限り盛り込み、更にその後も加筆を重ね、その資料を持参しました。リトマス試験紙がないのなら、いくつ典型的「アスペルガー的エピソード」を持っているかで陽性判定をもらえるのではと今度は考えていたのでした。

私が訪れたのは大きな発達障害者のための施設の一角でした。私の相手をしてくれた若い男性は名前だけ名乗りました。一体何者なのかも分からず、非常に気持ち悪い心地でした。後で分かりましたがその人は臨床心理士さんでした（もしかしたら最初にちゃんと肩書を言ってくれたのに、私が拾えなかっただけかもしれません）。私の作った資料と前の病院で受けたテストの結果から目を離さず、その人は「詳しいですね」「よく覚えていらっしゃいますね」など相槌を入れながら話を聞いてくれました。優しげな雰囲気が私を安心させました。二時間は話していたと思います。私にはあっという間の時間でした。長い時間の内、一度も否定したりバカにしたりすることなく、ふむふむと誰かが私の話を聞いてくれたのは驚異的な出来事でした。

そしてその人は「ご自身で見立てられている通り、アスペルガー症候群だと思います」と言い、更に「しかし医療機関でその診断を得ることはとても難しいと思います」と重ねました。ぬか喜びからの落差は鈍器で殴られたようなショックでした。理由は先の病院で言われたのと同様に「ちゃんと生活できているから」だそうです。小中高大学生時代の私が今ここに転がり込んできたら、下りたであろう診断は、今の私には出ないということでした。ひどい話だと思いました。でも今の時代に私が生まれていたとして、幼児の私ならまだしも、小中高大学生の私が医者に掛かることはなかったでしょう。なぜなら私の周囲の人はきっと、私がどんな精神状態で毎日を過ごしているかなど、気付きもしないくらい私は見た目平静でしたし、周囲の人たちが困り感を持つような問題行動を、私は何も起こしていませんでしたから。仮に私自身がこのような機関を訪ねることを思いついたとしても、きっと「個性ですよ」と言われて、「…そうなんだ…」と言われるままを受け入れて、黙って帰っただろうと思います。きっと私のような隠れた目立たない存在は、よっぽど本人が熱望しない限り、診断の対象から外されるしかないと思います。

そして臨床心理士は、歴史上の偉人やスポーツ界の有名人の名前を出して「アスペルガー症候群と思われる人は沢山いるんです。彼らは長所を伸ばすことで偉業を達成しました。私にできることは診断ではなく、あなたの長所を伸ばし、生きにくさを改善し、自分らしく生きる手助けをすることです」と言いました。

…ちゃんとって何だ、皆の中に馴染めずに孤立感で死にそうになって、いつ「普通」でないことで後ろ指をさされるかヒヤヒヤしながら日々を送って、いつもそこから逃げては一からやり直すことを「ちゃんと」と言うのか、皆と同じに「普通」に属せない、どこにも属せない私がやっと属せる場所が見つかったと思ったのに、そこへも入る権利をもらえないなんて…。『あなたの長所』って何だ、そんなものないし、「普通」の人になるために自分らしさなんてとっくの前にどこかに置いてきた、それを今更探して来いとか…。

何だろう、この違和感は。藁にもすがる気持ちで来たのに、もうこれ以上できないくらい自分自身で三十年努力してきたのに、まだ頑張りが足りない、もっと努力をしろと言われたような気がしました。私の本意は頑張ることを諦めさせて欲しいのでした。障害なのだから、頑張っても真人間にはなれないのだよと諭し、楽にして欲しいのでした。これ以上能動的に頑張り続けることはしんどいのでした。本来の何もしない道端の石のような自分に戻りたいのでした。私の期待は外れました。普通の輪にも発達障害の輪にも入れてあげないけど、普通の人としてやっていく努力はもっとしましょう、私にはそう聞こえ、落胆しました。診断がもらえないなら、カウンセリングなんて不要でした。三十年間私だけが私のカウンセラーでした。まるで禅問答のような三十年間でした。他人にこれ以上できるカウンセリングなんてありません。本当に診断はしてもらえないのか、しつこく食い下がりました。先の救われたような気持ちは完全に霧消していました。アスペルガーだけどアスペルガーじゃないって何だ。普通の人として不完全なのに、アスペルガーとしても不完全って、じゃあ私は何だ。

でも優しげな臨床心理士さんではあるし、もしかしたら診断に繋がるのではという下心からカウンセリングに通うことにしました。何故にと聞かれても明確な答えはありませんが、とにかく私は発達障害者だという太鼓判が欲しいのでした。口上ではなく、紙面で確認できる証拠に固執しました。免許証もないのに免許を持っているとは言えない、そんな感じです。

次回自分の「良いところ」を探して来ることが宿題になりました。何だそりゃ。自分分析なんて気が遠くなるほどやりました。長所などと他人に誇れるものは特にありません。他人と違うものは摘んで摘んで普通にならんと努力してきたのに、今更もう捨ててきたものは取りに戻れません。元あったかもしれない私の長所だったかもしれないものは既になく、普通の人として長所と言えるものは何一つ入手していませんでした。

一所懸命覚えるのですが、会うたびその臨床心理士さんの顔も名前も忘れていました。いつも「最近はどうですか？」「何か変わったことはないですか？」という質問から始まるのですが、その質問が苦手でした。どういう答えを想定されているか分からないからです。「どうって…」と困り込んでしまいます。特に聞きたいこともなくただ挨拶的に繰り出された文句かもしれませんし、本当に何か変わったことがないか聞きたいのかもしれません。ではどういうことだったら「変わったこと」と言えるのか、どういうことはその場の答えに相応しくて、どういうことは相応しくないのか分からず、何か言わなければと思うほどに何も出てこなくなります。もうこの一問目で私の内心はへとへとです。イエス・ノーで回答できる質問にしてくれたら良いのにと切実に思いました。次に「最近困っていることはありますか？」という質問が定石なのですが、アスペルガー症候群に悩める者として、何を「困りごと」として聞かれているのか分からず悩みました。本当に困っていることは慢性化しすぎていて私には当然のことのように思われました。日々旦那さんや子どものことで困っていましたが、それはここで挙げるべきネタではないように思われたし、現在進行形で本当に困っていることは全く整理されておらず他人に話せる状態ではありません。それに私はどの体《てい》でいれば良いのか（普通の人らしく振る舞う方が良いのか、本にあるような障害者らしく見せる方が良いのか、この場に相応しい態度はどんなか）ばかり気になってしまい、自分自身のことどころではなくなっていました。発達障害者として相談に来ているのだから、発達障害の本に載っていないような悩みは、発達障害者のためのカウンセラーに聞いても困らせるだけだろうと思い、結局私が「困りごと」として挙げるのは、これなら臨床心理士さんも答えやすかろうと思う既に答えが本に載っているような無難な話題だけでした。

大人になりすぎて診断するには微妙だというのなら、発達障害というマトリックスのどこに私はいるのかという数値的情報をくれと、折に触れ私は懇願しました。臨床心理士さんは「この障害はレベル分けや数値化できるものじゃないんですよ。僕たちにできるのは、これから生きやすくしてゆくためのお手伝いなんです」と毎回同じことを言いました。がっかりしました。私が求めているのはそういう気休め的なことではなく、ただ何の味付けもされていない事実だけです。もし可能なら、モルモットにでも何にでも喜んでなったのに、この施設は、私がアスペルガー症候群としてどれくらいの何者で、普通の人とどれくらい何が乖離しているかを分析してくれたり、根本的な解決を図ったりする場所ではないのだと分かりました。

ここのセンターでは診察料を取られず、それを気味悪いと思っていました。ここがどういうキャッシュフローで成り立っている機関か、どういう人たちが働いているのか、私には分からず、聞けば良いのに本旨から外れている気がして結局聞けませんでした。だからいつも親切で柔和な臨床心理士さんが、私のためにわざわざ時間を割いて、ただで愚痴を聞かされていることに何のうまみがあるんだという不安が毎回大きくなり（臨床心理士さんは「心配しなくても大丈夫ですよ」と言ってくれましたが、むしろ不安は増大するだけでした）、その上私の求めるものも満たされないとあって、結局通うのをやめました。やめると伝えた時も、全てあなた次第ですよ、いつでも私はあなたの決断を尊重しますよというような姿勢で、すごく不安になったのを覚えています。微笑みを絶やさない、態度の変わらない人はとかく私を不安にさせます。

組織のことなどを詳しく知りたいと思う私は変かもしれません。でも知ると安心するのです。分からずにここにいるという状況ほど不安にさせるものはありません。私からカウンセリング料など取らなくても、こういう資金繰りだから十分賄っていける組織なんですよ、大丈夫ですよということさえ教えてくれれば、いつまでもずっと通っていたかもしれません。

◆成長と変化、開く距離

三歳健診でも「要様子見」で引っかかった娘が、発達障害であろうとなかろうと、どんな養育をするかは変わりませんでした。私のように「自分なんてこの世から消えればいい」なんてつまらないことばかり考える人生にしないために、情緒的にも知育的にも考えられる全てを（それが良かったか悪かったかは分かりませんが）子どもには注ぎました。しかし残念ながら、未だ持ち得ていない社会性についてだけは教えてやることができませんでした。

娘から保育園のお友達のことを聞くようになったのは四歳になる頃でした。そしてこの頃から、「ママ」「ママ」と格別の愛着を彼女から示されるようになりました。自分と同じ年頃の子どもを意識するようになって、〇〇ちゃんには〇〇ちゃんのママがいて、私のママはこの人なんだと合点がいったんじゃないかなと思います。

ある日「Iちゃんのお弁当と同じがいい」と娘が言い出したので、それまで送り迎えで挨拶はしても誰一人として顔を覚えていない私が、Iちゃんのママに思い切って「お弁当の中身を教えてください」と手紙を書くことにしました。気持ち悪がられたらその時だと腹をくくっていましたが、予想に反して「Iも△△ちゃん（うちの娘）と同じサンドイッチ弁当がいいと言っていたので、教えてください」と返事をもらいました。次第にIちゃんママとやりとりする機会が増え、家に遊びに行くようになりました。越してきて約三年、大変な前進です。私でも友達ができる時はできるんだなぁと嬉しく思いました。Iちゃんのママはさっぱりしていて裏表なく、まさに私が好きなタイプの女性でした。この女性が素敵だと思うと、もっともっと仲良くなって詳しく知りたいと思ってしまう癖がありましたが、有難いことにIちゃんママは仕事をしているので、チャンスがあれば遊びに行きたい！と思わずに済みました。[*24]

＊24 人との「距離感」

気に入ってしまうと、それはもう憑依のごとく同化したがる性癖を反省し、他人との距離感を非常に慎重に測るようになりました。でもどんなに慎重にしていても、運良く素敵な女性と友達になってしまうと、毎日でも彼女のお宅に遊びに行きたい気持ちでいっぱいになり、自分の扱いに苦慮します。仲良くしたい人との距離感を摑むことは何よりも難しく、メールは何回まで、誘って良いのは何回まで、踏み込んで良い話題はここまで、相手が「まだいいよ」と言っても長居して良いのは何時までなど、自分にルールを課し、何とか距離を保つよう努めます。目の前に大好物があるのに「待て」をされている犬と、「待て」をしている飼い主を同時に一人でやるようなものです。元来せっかちで思い立ったら我慢できない私には、なかなかの苦行です。毎日でも会って、彼女の来し方行く末・好きなもの好きな人・晩御飯のメニュー・貯金まで全てを知りたいと思ってしまう自分を、懸命に制して、自分の経験から得た知識を総動員して、常識的な行動から逸脱しないよう規制線を張ります。自分にとっては唯一でも相手にとっては大勢のうちの一人なのだからと自分に言い聞かせ、時には「彼女はもしかしたら私のことを苦手と思っているかもしれないよ」と敢えて吹き込み、自分の精神に耐性をつけさせようと努めます。好意のあまり近づきすぎて嫌われるのはもうまっぴらです。その距離感が私には本当に難しく、もしかしたら距離を開けるよう頑張りすぎて、却って私が引いていると相手は誤解しているかもしれません。相手が距離を縮めてくれないと、私は自分を微調整しながら毎日同じような親しさレベルで会うことしかできないのです。正しいのか正しくないのかも分からない、無意味かもしれませんが、ついうっかり距離を縮めすぎてしまうと、踏み込みすぎた後悔や頑張りすぎた疲労感や、意外なことに自分の中に相手を憎むような感情が芽生える気がします。この揺れを何と扱って良いのか自分でも分かりません。

旦那さんが突然資格取得に目覚めました。あの資格があれば転職だって有利だし、起業だってできる、こんなところに来させた（自分で志願したのに）奴らを見返せる…と地に足の着いていないシンデレラストーリーを膨らませ、私の話など聞く耳はありませんでした。試験まで後三か月ほどしかありませんでしたが、彼は専門学校に申し込み、私はお金を振り込みました。予定外の出費でしたが、元々休日に子どもと一緒に遊ぶ人ではなかったし、一緒にいても自分のペースに合わせてこない私たちに怒ってばかりだったので、休日行くところがあるのは悪くはないかと思いました。度々送迎をするのも仕方ないかと思いました。

予想通り試験には落ち、旦那さんは別の専門学校を見つけてきて、一年通うことにしました。お金のことか、安直な将来像とか、色々思うところはありましたが、とりあえず退屈や不満によるイライラエネルギーの行き場が外にできたことだけ、ひとまず良しとしました。とはいえ新しい知識を仕入れて来ては、鵜呑みのまま全部を私に聞かせてくるのには辟易しました。問題を吹っ掛けてくるのも嫌でした。私が答えられると嫌な顔をするし、答えられないと嬉しそうに解説するのでした。そのくせ私が質問すると不機嫌になりました。自宅で勉強されるのも嫌でした。わざわざリビングで勉強しては私や子どもに「うるさい！」としょっちゅうキレていました。見たいテレビの横でお喋りされるだけでもキレる旦那さんが、集中している時に見せるキレっぷりは半端ではありません。声に殺傷能力があるなら娘は何回も死んでいると思います。私は大人なので気配を消していられますが、娘はちょっと話しかけてはキレられ、ドアを開けてはキレられ、私とお喋りしてはキレられました。これでは身が持たないと思い、別の部屋に机と座イスとライトを用意しましたが、彼が選んだのは子どものおもちゃが置いてある部屋で、娘はおもちゃを取りに行ってはまたキレられるという理不尽なこともしばしばでした。こうやって書いてみると、旦那さんは同じ空間を利用する別世界の人のようになってしまっていますが、当時は特に不思議にも思わず「仕方ない」で済ませていました。

旦那さんからひどい言葉は沢山言われましたが、上位を争う言葉をこの頃言われたのを忘れられません。この頃不思議な眩暈《めまい》に襲われることが時々ありました。まるで二日酔いのように世界がぐるぐる回り始め、目を閉じていても止めることができず、立ち上がっては倒れ、トイレで吐く…といったものでした。眩暈真っ最中には病院に行けず、治ってしまってからでは当然行けず、よく分からないまま放置していました。

その日は旦那さんの実家へ皆で行く日でした。就寝中に始まった眩暈に「よりによってこんな日に…」と何とか朝までに治らないか祈りましたがダメでした。旦那さんは実家に帰ることよりも、途中にあるお気に入りの洋食屋に寄ることを何より楽しみにしていました。朝起きてみれば、倒れている奥さんがいて、怒り心頭に発した旦那さんが私に言った言葉は「わざとだろう」でした。耳を疑いました。信じられないと思いました。これまでもこんなことはありました。大体そういう時私はあまりの理不尽に呆然として二の句が継げなくなるのですが、それを彼はバカにしていると感じるようです。「お前はもう来るな！」と彼はキレましたが、結局三人で出かけました。仮に私を置いて行って、ご両親に何て説明する気なんだろうと考えた私が「一緒に行かせて」と願い出ました。彼らが洋食屋さんに行っている間、私は喫茶店で伏せて待ちました。何故「わざと」など思いつくのでしょうか。わざと今日この日に眩暈を起こしてキレられて、更に成り行きで一緒にキレられる娘を見る私に、何の得があると思うのでしょうか。旦那さんがキレる時の発想の理不尽さはいつも私の理解の域を超えています。

◆息子の不思議

娘が「きょうだいが欲しい」と言い出しました。〇〇ちゃんにも〇〇ちゃんにもきょうだいがいるのに私にはいないと。私に言われても拒絶するだけの旦那さんも、娘にしつこくお願いされると徐々に圧されていきました。

今回はちゃんと着床していると何となく感じ、産婦人科に行くと「おめでとうございます」と言われました。私の第二子マタニティライフは娘と共にありました。赤ちゃんがお腹にいても自転車に乗るし、娘を担いで後ろに乗せるし、娘と一緒に公園へ行って走ったり飛んだりするし、夏には毎週娘とプールで泳いだりしました。娘とのやりとりをおろそかにしたくない気持ちもあったし、下の子ってこういうものだろうというイメージもあったし、娘と私の楽しそうな声を沢山胎児に聞いて欲しいと思っていたし、私が妊婦だからと言って旦那さんが代わって子どもと遊んでくれる様子もなかったし（休日マイホームパパになる奴らはバカだと言っていました）、その上で少々意地にもなっていたし。多少の無理にも拘らず赤ちゃんはすくすく成長してくれました。二人姉妹を想像していた私は、男の子だと知った時はまた暫く「Ctrl と Z を押せば…」などぐずぐずしていましたが、「Iちゃんとこと一緒だね！」と娘が喜んだので、徐々に男の子を受け入れることができました。

またしても何か語呂の良さそうな誕生日を狙っていた私は、予定日が過ぎたことに満足していました。でもその日は本当に気のせいのような小さい腹痛が、遠くからゆっくりひたひたと近づいて来るのが感じられました。嫌な予感が面白いくらい徐々に確信に変わっていくのを他人事のように観察していましたが、もう気付かないフリしていられないわ、こりゃ思い過ごしじゃないわと思ったところで一応測ってみると既に陣痛は十分間隔で、大急ぎで入院しました。実は腹痛はなかなかのものでした。痛みに敏感な私はその分、その線を越えてしまえばどんな痛さでも気付かないフリができました。

下の子が生まれたら、それまで以上に上の子を大事にするべし…心掛けていても想像以上に難しいことでした。下の子は不思議でした。生まれたその日から睡眠は安定しており、生後一か月もする頃にはあやせば喜び、目が合えば喜び、応える以外にも向こうから積極的に何かをアピールしてこようとしているのがよく伝わりました。何に泣いているのか大体見当が付きました。個体差なのか性差なのか、それともこれが普通の赤ちゃんなのか、分からないけれど赤ちゃんのお世話ってこんなに楽で楽しいのかと驚きました。下の子が成長で見せる様子は、「こんな子お話の中だけだろ」と思っていた健やかさそのもので、目が合えば微笑み、周りが笑えばつられて一緒に笑い、皆が走り出せば楽しげに後を追い、面白いものを見つければ報告し、水をこぼせば「あーあ」と言い、知らない内に知らない子らの仲間に入り、誰かが「痛い」と言えばヨシヨシしようとし、場合によっては嘘泣きもでき、幼子なりに立てる予想が地に足を着いていました。毎日の着実すぎる成長を見ながら、この子を先に産んでいれば、娘が平均的でないと自分でも分かっただろうにと、一歳半健診を振り返りました。

◆決意の幼稚園

二度目の試験に落ちた旦那さんは大学院に通うと言い出しました。大学院に二年間通えば、試験に合格せずとも資格をもらえるのだそうでした。資格さえ得られればバラ色の何かが待っていると思っている旦那さんに異を唱えるのは、目の前にあるご馳走を取り上げるようなものでした。「俺が勉強したいって言ってるのに、何で削ぐようなことばっか言うの?!」「普通褒めるところなんじゃないの?」…旦那さんの言うことは、十代の学生のようでした。お母さんなら勉強熱心だと褒めたのかもしれません。何かに向かおうとしている人にリスクばかり唱えてやめさせようとするのは残念なことだとは知っています。でもこの場合問題はそれだけではないと思いました。リアルな目的はなく、具体的に百万単位の費用がかかり…ただの趣味で終わるかもしれないのです。私だったら個人の資金からやりくりします。そういう時のために個人の口座は存在するのです。でも旦那さんはお金はあるだけ使い、残さない人でしたから、支出財源は生活費でした。何故か大学院案に反対の私が色々情報を調べさせられました。私がアップしたリストから旦那さんが選んだ大学院は中でも一番近く、しかし百キロ以上離れた大学院でした。もしかしたらもっと近場に適切な大学院があったのかもしれません。

でも短時間で決めたい性分なのだから仕方ありません。とんとんと入試が済み、入学が決まり、入学金や諸経費を振り込みながら「何でこんなことしているんだろう」と思いました。

大学院と反対の方角へ旦那さんは転勤することになりました。大学院まで更に百キロ以上遠くなりました。上司には大学院のことも言っていたのに、俺の学習意欲を何だと思っているんだ、何で皆邪魔ばかりするんだ、会社なんて辞めてやる、大学院なんてもう行かない…旦那さんは怒り狂いました。夜行バスを探してみようよ、新幹線定期も考えてみようよと、何故私がなだめねばならないんだろうと思いながら、あれこれ方法がないか調べました。私は娘を今の園のまま卒園させてやりたかったのに、やっと仲良くできる友達もできたのに、下の子は生まれたばかりなのに…人間関係の苦手な私がせっかくゆっくり地道に耕してきた関係をすっかり手放すのはとても残念でした。自分の感情そっちのけで何をやっているんだろうと虚しさを感じずにいられませんでした。自分のことばかりで満タンで周りを巻き込める旦那さんを羨ましいと思いました。

引越しの手続きも作業もまた一人で全てやりました。多々トラブルが発生しましたが、何が起きても感じないように自分を設定し、何も考えないで粛々と自動運転するのは慣れていました。

転居してきて翌日には、目星を付けていた幼稚園に見学に行きました。娘はもう年長だったし、下は生まれて間もないので暫くは働けないだろうし、幼稚園に入れることに決めたのでした。

幼稚園に全く縁のなかった私は、幼稚園と言えばお習いごとやお勉強メインのガチガチのプレ小学校だと思っていたのですが、その幼稚園は保育園と殆ど変わりありませんでした。また、幼稚園といえば昔、保育園に娘を送って行く時に見た幼稚園バスを待つママたちが、バスが行った後もその場で延々と喋り続けていたのを見て仰天した記憶があり、私にはそういう社交は無理だと思っていました。でも娘と同じ小学校に上がる子どもらが沢山通う園です。ここは苦手だろうが拷問だろうが娘のために甘んじて受け入れなければなりません。既に出来上がっている関係の中に入るのです。むしろ積極的に開拓しなければなりません。娘を幼稚園に入れようと決めた時から覚悟は決まっていました。先生の顔もお母さん方の顔も名前も何とか覚えなければと登園初日から必死でしたが、何とか数日で覚えられたのは園長先生と担任だけでした。

幼稚園に入ったことを機に、家とは違う娘を見る機会が一気に増えました。お友達の家に集まる機会も早くにやってきました。先生の指揮下にない子ども同士の関わりの中の娘を見るのは多分に衝撃的でした。娘は友達の輪の中で、よく怒って泣きました。どうしてそんなことになったのか誰も分かりません。お友達は不思議がったり心配したり。その自然で素直で優しい様に私は驚きました。他のママたちは「まだ五歳だもん、こんなもんよ」と言いましたが、私にはまだ五歳だから親の介入の余地があるし、友達も親切に心配してくれるけれど、年が大きくなればこれくらいでは済まなくなることが手に取るように分かりました。そして傍目には一方的にキレているようにも見えましたが、彼女は窮鼠猫噛み状態であると思われました。幼少期、同じような状況で母親に「あんたはどうしてそうなの!!」と怒鳴られて、泣きながら逃げ出した自分と重なりました。*25 娘のその様子を見ることで初めて、私の子どもの頃の不全感は誰の悪意でもなく、また自分の我儘でもなかったことが分かりました。娘に「大丈夫だよ」と声を掛けても「何がよ！ちっとも大丈夫じゃないじゃん！」と更に逆上しました。そうなのだ、大丈夫になるよと言っていることが分からないのだ、実際大丈夫でない「今」しか見えないのでした。

＊25 「ごめんなさい」が言えない子

最近「緘黙《かんもく》」という言葉を知ったのですが、謝れない子でした。まずは怒っている母親に驚き目の前が真っ白になり、その場に相応しい「ごめんなさい」が即座に出てきません。徐々に落ち着いてきて頭の中では状況が分かってきても、謝ろう謝ろうと思うほどに喉の奥が痛くなり、ますます「ごめんなさい」の言葉だけが出てこなくなりました。傍目には逆ギレしてむくれて頑なに心を閉ざしているような態度でした。あれは何故なのでしょう。素直にあっさり「ごめんなさい」と言える子が本当に羨ましいと思っていました。良いタイミングで「ごめんなさい」が言えないがために、母親の怒りはヒートアップし、ますます言いづらい状態に追い込まれてしまいました。「頑固」「素直さがない」とよくなじられました。心の中では謝りたいと思っているのに、何故その言葉だけが詰まって出てこないのでしょう。未だに「これだ」という答えは見つかっていません。ひとつには、間違いなく相手の剣幕と声の大きさのせいです。「言い分を聞いて欲しい」というのもきっとあります。それに自分の全人格を否定されたようにも感じます。でもそれだけではない感じがします。

何故怒られているのかよく分からないこともよくありました。「自分がされて嫌なことはするな！」と怒られながら「私は嫌じゃない」と言っては火に油を注いだこともありました。自分に身に覚えのない咎で怒られたりした時は「お前の眼は節穴か！」的怒りのあまり、同じ行動を敢えてもう一度やって見せたりして、火にガソリンを注ぐこともありました。理屈的にどこがどういけなかったのか知りたくて、「何で？」「何で？」と聞くのも怒りを買いました。大人は揚げ足を取ろうとしているように感じたようです。それに懲りると相手が怒って何か言っている間、努めて他のことを考えようと心をどこかへ飛ばすようになりました。

どうやっても敵わない相手に、理解が追いつかないままに追い詰められて進退窮まると、攻撃的な子は噛みつきますが、私の場合最も攻撃的な行動に出られて「逃げ出す」のが関の山でした（しかも実践できたのは人生で二回のみ）。逃げる際落とした帽子を、友達が拾って追いかけてきてくれるのを後ろに感じながら、不思議な気持ちで逃げました。あぁいうのを優しいって言うんだろうなとおぼろげに感じ涙が沢山出て、逃げる自分を恥じました。今でも、日常的に卑屈なほど「すいません」「すいません」と繰り出すくせに、いざという時にその言葉が口から出てこず難儀することがあります。たとえ自分に非がなくても相手との関係を円滑に修復する手段として「ごめんなさい」が必要なのだ、と軽く考えようとしてもやっぱり難しいのです。

幼稚園に通うことになったのは運命だったのかもしれません。赤ちゃんの時に指摘を受けつつも、周りの人に「大丈夫だよ」と言われることで先延ばししていた問題に、決着をつける時期が来たのかもしれないと思いました。前園での様子を聞いた時はそんな大したことじゃないようでしたが、実際を見ると放っておけないと思いました。実際に娘自身が困っている、そして彼女が困っていることを誰も、彼女自身も分からない、それだけで十分捨て置けないと思いました。このまま放置して十年もした頃にはきっともっと込み入った困難になっています。私をもう一人作るわけにはいかないのでした。やっと子ども療育センターを頼ることにしました。

◆診断書という「免許」

発達障害を持つ子どもがそんなに多いのか、自ら電話してくるような人は疑うべきなのか、最初はまずやはり門前払いされそうになりました。一歳半健診から引っかかっていることや私にもその可能性があることなどを説明し、やっと数か月先の予約を取りました。

その数か月の間に読める限りの関係書籍を図書館で借りて勉強し、私が思い至ったのは、改めて自分にも診断書が必要だということでした。私にもその可能性があると言った手前もあるし、発達障害の可能性のある子どもに先輩「当事者」としてあたる上で、自己診断ではない「免許」があるべきだと思い詰めたのでした。きっとアスペルガー症候群でしょうと二人の臨床心理士が言ったところで、私は形のないものには安心できませんでした。人の言葉や考えみたいないつでも取り消しの利くものではなく、どうしても紙、「診断書」でないと納得できないのでした。

県によってそういう施設は一律ではないようで、ここでは保健所の中に対応した部署がありました。またしてもお約束の門前払いを経て、そこを訪ねました。最初はやはりカウンセリングで、聞かれることはやはり母子の関係や生育暦などでした。「どうして普通にできないの!」の言葉が一つの契機になったことも話しました。カウンセリングの人に「お母さんに対して強い恨みをお持ちですね。辛かったですね」と言われたのが印象的でした。私自身は今更そんな感情持ち合わせているつもりもありませんでしたが、初めて会った人にそう言われ、しかもそれがちっとも悪いことじゃないように言われたことが、とても新鮮でした。沢山涙が出たのは、悲しいからではなく、罪悪感で苦しかった過去の記憶の蓋が開いたからだと思います。

次に行ってみると医師による診察でした。カウンセリングの時確認したら、「赤ちゃん連れでも良いですよ」と言ってくれたので、今度も下の子を抱いて行きました。初見のその医師は「非常識だ」と怒りました。先に確認すれば良かったのか、確認するまでもなく連れて行くことを考えただけでも非常識なのか、前の人は良いと言ったのに何で一貫性がないのか、同じ怒るにしてももっと言い方があるんじゃないのか…色々考えすぎて動転して、更に恐怖心でいっぱいになった私はそこに通うのが嫌になりました。…でも診断書は欲しい…。

年を取って偉くなったと思うのは、与えられた以外の選択肢がないか聞いてみることができるようになったことでした（これを下の子はいとも簡単に発想します）。保健所に電話して、最初のカウンセラーを出してもらって（名刺を取っておいて良かったです。名前は既に記憶にありませんでした）、他の医師に替えて欲しいとお願いしました。結果駄目だったので、しぶしぶ通うことになったのですが。

先生が怖いのでまともな会話のキャッチボールが成り立たないことを危惧した私は、毎日通えるわけでもないし、ここは病院なので毎回お金もかかるし、一回一回を無駄にできないと思い、「筆談でお願いしたい」こと、「次回話すことを予め聞いておきたい」こと、「できれば鏡越しで会話したい」ことを紙に書いて持って行きました。あっさり一蹴されましたが。[*26]

＊26　目が怖い
よく聞く話ですが、人の目が怖いです。目を見ろと言われれば見ることはできますが、生まれた時からなのか

いつからかなのか、目を見ているふりをして、相手がこちらを見そうになると逸らしていました。その目に湛えられた、自分に向けられた感情を読み取ってしまうと、それが肯定的な感情であれ否定的な感情であれつい怖くなります。怖い人に睨まれてビクビクするのも、好きな人に見つめられてドキドキするのも、どちらも同じに区別できず恐怖の対象です。「目を見て話せ」というのは制圧する側の理論で、常に弱者の立場からすればひたすらに恐怖です。だから、自分が強者である場合（例えば自分の子ども）は目を見ることは全く怖くありません。そして不思議なことに、鏡越しだと誰も怖くありません、多分（サンプルがとても少ないので断言できませんが）。

この先生には、前の臨床心理士に感じたような温かみは全く感じませんでした。敢えてああいう怖い態度で診察していたのなら、どんな目的があったというのでしょう。それとも怖いと感じるのは私くらいのものだったのでしょうか。それとも先生は私を詐病だと思って怒っていたのでしょうか。今思い出して考えてもやはり全く分かりません。それでも他に行く当てがないから仕方なく通いました。

例によって「最近どうですか」と聞かれるのが苦手で、黙りこくって時間を浪費しないように、またも前もって考えておく生活になりました。やはり同様に、「最近何か困ったことは?」と聞かれるので、「これは困ったこととして話しやすい」という出来事をメモしておきました。それが本当に困ったことなのかは分かりません。もはやネタです。でもまさに今困った時にしか困っていることに気付かないのですから仕方ありません。

テストを何回かしました。年表も見せました。過去受けたテストの結果も見せました。結果、何かの発達障害でしょうと医師は言いました。でももういい年なので、コレ!と断定できないようなことを言われました。また年齢だ。しかも理由はまた「ちゃんと生活できているから」でした。破綻した時には破綻した状態が常態になっているのだから、そのことにきっとなかなか気付かないだろうし、大体今まさに破綻している真っ最中に相談するような余裕は皆無です。

やはりここでも「診断書を出すことよりも生活の改善を導くべく暫くカウンセリングをしましょう」と言われました。非当事者からの「こうしたらいいのでは」的アドバイスは大概しっくりこなかったし、月に一回通うまでの間に沢山の本からアイデアをもらえたので（数年の内に発達障害に関する本は格段に増えていました）、とにかく私が求めるのは医者以外の誰もくれることのできない「診断書」という紙でしたが、紙にこだわる私を先生は訝《いぶか》しんでいるようでした。特に何でもないけど本人が「発達障害だ」って騒いでるからそういうことにしておいて、何回か診察して納得させるつもりなのかとさえ思われました。何故医者があんなに診断書を書くことに慎重なのか、下心なくただ本当に診断書を欲しいだけの私には分かりません。免罪符を欲しいわけではありません。何か行政的に優遇されるようなことを狙っていたわけでもありません。何だったら、私が一番人間失格だった頃現在という診断書でも良いのです。そうです。私が最も助けてやりたいのは、あの頃の私でした。

この医者に「スキゾイドというのを知っていますか」と言われました。私の「特に同性の誰かを気に入ってしまった場合、距離を究極まで縮めてしまいたいと思い、またそうなってはいけない、相手が不快に思うに違いないという不安から、反動的に距離を取ろうとする」性格について話している時です。帰宅して調べると、確かに私の症状の一つをよく言い表していました。でも私が問題にしたいのは、数ある症状の大元にあるはずの一つの原因です。表出した症状一つを取って、一つの病名をもらって、しかも何も解決しないままで嬉しいわけがありません。またこの医者は「あなたは何に於いても、とにかく○○すべきだということばかりで行動している。もっと楽に思うままに生きてみてはどうですか」など、適当としか思えない発言をする人で、「何言ってんだ、思うままを自分に許して、虐待したり遊び呆ける親でニュースは溢れてるじゃないか」としか思えず、私をどこへ導く気があったのか最後まで分かりませんでした。

その医者が言った言葉で気に入ったものもありました。医者は私をして「機械脳」と言いました。私は「そうか」とやけに腑に落ちた思いがしました。母によく誰かと比較されては「薄情だ」と言われました。そうか、私は薄情なのかと思いながら大きくなりました。泣く妹に何もしなかった時、飼っていた犬が死んだ時、祖父が亡くなった時、流産した時、感情の起伏のない自分を確かに薄情だと思いました。脳が機械だから感情を有しない、他人の感情も自分の感情も分からないから、いくつ条件が揃ったかどうかでしか状況を判断できない。何故皆が笑っているのか分からないのも、他人との距離が測れないのも、他人と交われないのも、努力不足だからではない。1か0しかない機械…「機械脳」という表現がとても気に入り、そうか機械だから仕方ないのか、皆と同じになれるはずがないのかと思うと少し楽になりました。

結局最終的にはここで診断書をもらいました。診断名は『広汎性発達障害』でした。既に三十代半ば、二次障害などが重なり、高機能自閉症ともアスペルガーともはっきり決められないとのことで、それらを包括するざっくりとした診断名となりました（私自身は、その後も色々な本を読んだり調べたりするに、やはり客観的に見ても自分はアスペルガー症候群で間違いなかろうと思っています）。診断書を持って「勝訴！」みたいにしたかったわけではありませんが、でもこれで同じ当事者同士の先輩後輩として娘に接することが許されると私は思いました。

◆閃いてしまったある考え

沢山本を読んでいる内に幾分詳しくなっていた私は、突発的で衝動的で車に三度ほど轢かれそうになった娘はADHD（注意欠陥・多動性障害）の方が近い気がしていましたが、臨床心理士や作業療法士や医師などに見てもらい、アスペルガー症候群の診断が下りました。

カウンセリング中、「お父さんとお母さんとどちらに似ていますか」と聞かれた時に、はたとある考えが閃いてしまいました。…娘は顔から気性から何から、生まれたその日から私よりも旦那さんにそっくりでした。DNAに私が参加していないみたい、なんて笑い話になったこともありました。そう言えば旦那さんは子どもの頃、あまりの癇癪のためにお祓いに連れて行かれたこともあると聞いたことがあります。「俺は悪くない」といつも言っていたし、私自身何かあればいつも「この世でおかしいのは私一人」「自分のせい」と反射的に思う癖がついていたから、子どもが健診で引っかかっても私に似たせいだと直感しましたが…そうではないとしたら？　人の輪に入りたいのに入れない私と違って、旦那さんは人の輪には入れるけど面倒くさいだけと言っていたのが、実はそうではなかったとしたら？

子どもが旦那さんに似ているから即ち旦那さんもそうだと決めてしまうのは、安直にすぎます。そんな考え方をしていたら、発達障害者の周りは誰も彼もが同じジャンルの人ということになってしまいます。…でも発達障害かそうでないかはスペクトラムのどこにいるかであって、白か黒かではありません。そして発達障害は主に脳に問題があるのであって、脳の形質だって遺伝で決まるのであって、親と子のスペクトラム上の地図が近いことは想像に難いことではありません。私と私の母然《しか》りです。

そして惹かれる相手と自分のスペクトラム上の地図が近いことも、違和感ないと私は思うのです。「居心地が良い」「一緒にいて楽だ」と感じる相手は、自分に似ているということはよくあることです。発達障害かどうか診断の分かれ目は、本人もしくは周囲の人が生きにくさを訴えるかどうかとも言います。同じ困り感を持っていても、誰も訴えなければ健常者なのです。そういった意味で、黒ではないけれど濃淡のあるグレーの人が、それとは知らず何となく集まってしまう可能性を感じずにはいられません。

何でも良いからこの子を楽にするヒントをと思って療育センターには暫く通いましたが、親切な人に接すると不安になる性癖のために、いつも無条件ににこやかな職員さんたちと接するのが苦手でした。ある作業療法士さんに言われた「この子は大丈夫ですよ。お母さんもよくやっているし、ここに通わなくても十分やっていけると思いますよ」という言葉が、即ち「これくらいの症状でここに通わなくてもいいんじゃないの」という言葉の裏返しじゃないかと思って、勝手に塞ぎ込んだりしました。本来空気で読むべき行間を読めないために、パターン的にこういう言い方にはこういう裏と学習しているだけなので、とにかく優しい言葉・優しい態度を額面通り受け取ってはならず、大人社会は疲れます。[*27]

＊27　推測する力がない、空気や行間を読めない

誰でもそれまでの経験を生かして今ある情報から推測するそうです。その誰でもがやっているらしい推測ができません。ある経験を通して、「似たようなことがあったな」と建設的で現実的な予防措置が取れないし、一度の経験を他で生かせません。全てが点と点で、線にならないので、ある約束をして別の予定と時間がかぶっていることに気が付きません。また、他人と自分の境目が曖昧なことや、目に見える情報が全てということもあり、相手の表情や雰囲気から状況を推測できません。相手の顔が笑っているから実は怒っていることに気付かない、相手の言葉遣いがソフトだから優しい人だと思い込んでしまう、或いは相手の顔が怖いという理由で自分が何かしたと思い込んでしまいます。

人は思っていることと言っていることが必ずしも一致しないと気付く前の方がましだったかもしれません。気付いてしまってからは、推測できないくせに推測しなければならない、無用な気苦労ばかり増やしている気がします。先生に「娘さんは学級委員にはなれませんでしたが、本人がとてもやる気なので副学級委員という役を設けました。いつも積極的で何かやることはないかと聞いてくれるんですが、あまり仕事がなくて申し訳ないです」と言われれば、額面通り受け取って良いのか、それとも「お宅の子は出すぎるし、しつこいし困っている」

と言われているのかと深読みして、でも聞くわけにいかず、どういう返事をすれば良いのか、どういう表情をすれば良いのか、どういうスタンスでいれば良いのか分からなくなって、帰る頃には疲弊しきってしまいます。

　人の感情は感じられませんが、ドラマや小説、歌詞になれば分かります。それらはそう分からせるために意図を以て作られたものなので、直接的に、間接的に、分からせるための材料があちこちに置いてあります。必要な材料しかないので、読み違えることはまずありません。面白いと言われるドラマや小説・歌詞はそれら材料の並べ方がユニークなだけかなと思います。小さい頃から国語の問題だけは勉強せずとも得意だったのは、その材料を見つけるのが得意だったからだと思います。現実は、人の感情を読むのに関係あるものも、関係ないものもごちゃごちゃに存在するので、ある材料を頼りにしてはその人の感情を誤解したり、或いは拾うべき材料に気付かず空気を読まない行動を取ったりします。

　娘に診断が下りたことを、この話題そのものを、旦那さんは嫌がりました。時に「こういうところがそういうことなんだよ」と教えてみると、「俺が言われているみたいだからやめて」と拒絶しました。彼は「何かできなくても障害のせいって諦めそうだから」と言いました。私とは違う発想です。私は自分の取扱説明書が欲しいと思ってきました。自分のスペックを知ることで、闇雲に努力して成果の出ない自分を無駄に情けないと思わず、効率的に苦手を「できる」に転換できると思ったのです。でも旦那さんは反対のようでした。旦那さんは、「苦手＝できない」で、できるかできないかの二つしかなくて、どうやったらできるかとか、どういうやり方が向いているかとかそういう面倒なことは考えたくないそうです。確かに彼はそうです。私も元々そうだったはずですが、白か黒か、好きか嫌いか、バカかすごい奴か…グレーゾーンが存在しない人です。

　旦那さんが嫌でも、娘についてはやはり予め知っておくことが大事だと私は思いました。苦手なことに触れる機会がないままに大人になって、いい年してそんなこともできないのと後ろ指をさされるのも辛いし、できないことを隠し続けながら生きていくのもしんどいし、だから何と居直るような子になっては周りが迷惑です。コンプレックスの反動で選民思想を持つような事態も、必要以上に自分を卑下するような事態も経験しないで欲しい。自分に合ったやり方を探しながら、自分を認め他人を認め、他人を助けたり助けられたりしながら、自分の意志と足で生きていける人になって欲しいと思います。そして娘の将来のために、何が自閉性の個性で何がただのワガママなのかを知っておく必要があると思いました。だから軽度だろうが何だろうが、就学して利用する資格がなくなるまで療育センターに通いました。

知らせるかどうか迷いましたが、担任と情報交換することで、園での娘の行動に理解を得ることができました。娘は複数の指示が通らないらしく、登園した後「カバンを置いて、タオルをかけて…」と先生に言われると、三つ目あたりで「次から次へと言わないでよ！」と癇癪を起こしていたそうです。「あぁ、それで…合点がいきました」と先生はおっしゃっていました。

◆あの頃のまるで私

「お前の家族は気持ち悪いんだよ」「バカにバカって言って何が悪い」「頭おかしいんだろ」…前の言葉のショックが癒えない内に次の言葉を浴びるようになって、あぁこれは私の努力でどうにかなることじゃないなとやっと気付きました。離婚危機を契機に何度目かの就業を果たしましたが、現職場では今までになく社交的な自分でいられます。憑依体質の私が一番最近一心同体になった、下の子のキャラクターのおかげかなと分析しています。明るく壁がなく天然…と見せかけて、それらは沢山の人の中で軋轢なく且つ自分が幸せに過ごせるよう、下の子が生まれた日から身に付けた処世術です、きっと。

久々に派遣社員として「会社」という世界に入ってみれば、不思議なことに見える世界が以前と違うことに驚いています。十数年前見えなくて、どんなものかすら見当もつかなかった景色が鮮明に見えて、「皆はこんなに景色が見通せていたのか…！」と驚きました。初めてコンタクトレンズを着けた時の驚きに似ています。それまでの視界には存在しなかったものが、コンタクトレンズを着けたことで「こんなものが前からあったのか。あぁ、だから…」と急にいくつものことが合点がいく…そんな感じです。

驚いたことがまだあります。よく見ると職場には私のようないびつな人が割と普通にいます。自分のことで手いっぱいで「この世で私一人異物だ」と悩んでいた若い頃の私には（人の顔すらしかと認識できなかったこともあり）分からなかったでしょうが、きっと初めての職場のあそこにもいびつな人はそれなりにいたのでしょう（たとえ私が群を抜いていびつだったとしても）。

現職場に入社二年目の若い女性がいます。彼女は一般的に見て、一言で言うとかなり変わった人です。更に付け足すと、他人から見た「変わった人」レベルは二十年前の私と基本的にかなり近似値と思われます。

パソコンなど道具を使うような作業（点）は得意ですが、それぞれの作業（点）を繋げて（線）見ることはできないので、最終的によく分からない書類を作成したり、些細なミスが多かったりします。作業をしながら何をしているのか分からない風なところもあります。なので誤りを指摘されて「あっ」といった顔をしますが、実際のところ何が誤りだったのか、分かっていないのではないかと見受けられます。一つの業務と他の業務が頭の中で整理されていないので、いつも不安になった先輩に確認されてはすっかり忘れていた他の業務を大急ぎでやる羽目になります。記憶力が平均的ではないようで、十分《じゅっぷん》前に言われたことをそのまま放置して帰宅したこともありました。覚えていることや知っていることは流暢に喋れましたが、それ以外のことを聞かれると途端に寡黙になります。人生のどこかで習得してきたのでしょう、「さあ、どうでしょう」と首をひねってその後何も言わないのが、切り抜け成功パターンのようです。相手が待っていられなくなって話を変えたり他の人に聞いたりするので、何とかなっていると安心しているようでした。彼女は私語をしませんでした。話しかけられれば回答はしましたが、話を膨らませたりスピンアウトすることはありませんでした。特に三人以上で話す時、話が膨らみそうになるとすぐに話の行方を失いました。昼休憩になると一人でどこかへ消えました。きっと休憩時間はやっと一人になれると思っていたのでしょう。皆で食べたい人は皆で食べれば良いけれど、自分は一人になりたいのだからと思っていたでしょう。だって席に座っているだけでもしんどいのですから。新人の頃の私も昼食時間が来る前に、何とか外に出ようと思っていたものでした。とにかく一人になりたいと思っていました。昼休憩の社交も、社会に於いて大事なイニシエーションだとは気付いていませんでした（気付いていたけれど、それよりも逃げ出したかったのかも）。彼女は一度トイレに立つと三十分は戻りませんでした。きっと自分がどれくらいの時間席を空けているかも分からないのだろうし、そのことについて誰かが何を思うかなど考えもしないのだろうし、そもそもトイレの適正な所要時間など誰も教えてくれなかったのでしょう。普通は教えません。もしかしたら時間の認識はあるけれど、誰も何も言わないので大丈夫と思っているのかもしれません。大人同士はいちいちそういうことを注意しません。誰も何も指摘しないので、自分がしょっちゅう五分程度遅刻していることも、周囲は気付いていないと思っていたかもしれません。きっとそういうことも言われずに育ってきたのでしょう。私の場合は母の躾が異常に厳しかったおかげで、時間と約束とお金には異常なほどシビアに育ちました。それに今ほど「はみ出している」ことが「個性」扱いされない時代だったので、一般的な行動パターンからはみ出さないことを常から気を付けていました（でもそのおかげで異常な人間失格意識を抱き続けてきたのですから、皮肉です。一長一短の道しかないのでしょうか）。

彼女は何故だか分からないまま作法として行っているようなことが沢山あります。目的を知ってやるのと知らずにやるのとでは、結果が全く違います。結果「何故あの当たり前のことができないのか」と周囲の人を不思議がらせます。でもきっと小さい内から、普通の子がやらない失敗やおかしな行動を重ねてきたのでしょう。とにかく失敗をしないよう、失敗しても非難されることがないよう、分かっていないと悟られないよう、そして身から出た錆でいじめられることがないよう、ただそればかりに気を配っているのが見ていてよく分かりました。他の人は気付いていないようでした。ただよく分からないところでプライドの高い子だと思われているだけでした。

入社一年目に自分のゴミ箱を自分で空にしない、電話を取らない…などあまりの大物な態度に、派遣の女性がつい「先輩として」注意したそうです。そのアドバイスに、彼女が返した言葉は「派遣のあなたにそんなこと言われる筋合いはない」だったとのことです。周囲は皆驚愕したそうです。その話を聞いて内心驚かなかったのはきっと私だけでしょう。彼女の口にした大それた言葉は、きっとただの「疑問」なのです。まず正社員として入社したら、「仕事」以外の掃除やゴミ捨てやお茶汲みはやる必要がないと思い込んでいて、そして更にそれを正社員でない人に言われる不思議…二重の疑問、だったのではないでしょうか。私の最初の職場には総合職と業務職、更に正社員とアウトソーシング、契約社員、派遣社員、パートがいました。私は何故違う呼び方の人たちが同じ職場にいるのか分かりませんでした。分からないものは、それまでの自分の幼い知識で何とか説明づけようとするのが性癖です。総合職は業務職より高尚で、正社員はそれ以外の人より高尚なのだと解釈しました（正社員でない人は就職活動の脱落者だと思っていましたから）。子どもの「正義」か「悪」かというくらいシンプルな発想力でした。そう解釈することでしか理解ができませんでした。だから業務職のお姉さんが、厳しい顔でオフィス内のルールや新人のわきまえなどを総合職の私に教授してきた時は驚愕すらしました。一年目の私ならきっとびっくりした影響で（有難いことに）二の句が出なかったでしょうし、言われたことを飲み込んで理解するのに時間がかかったでしょうし、自分が誤っている人生に慣れてしまっていて、誰かに反論するようなことは端からできないので、間違いなく即とりあえず「はい」と言ったことでしょう。ただ彼女は疑問を口にしてしまいました。「お前は謙虚さがない。大人に諭されたらいちいち揚げ足を取るような反論をするな。黙ってまずハイと受け止めろ」…父の教育は正しかったのだと三十年越しに証明されました。ただ理由を知りたくて「何で?」と口にしていた当時は理不尽だと思っていましたが、とりあえず反論せずに「はい」という教育に感謝し、それが証明される機会があったことに感謝します。

彼女のおかげで十数年前自分が具体的にどう浮いていたかを客観的に想像することができました。彼女に教えてあげたいと思いました。でも私が何か言って良い立場でも、私の声が届く段階でもないことも分かりました(きっと当時の私が未来の私に諭されたとしても、理解できるレベルになかっただろうと思います)。

彼女が会社に来なくなって数か月経ちます。眩暈、心身症、鬱…順調に二次障害を来しています。きっと誰もがただの(?)出社拒否とか今時の鬱病と思っているでしょう。実際それに間違いもありませんし。でもその根底にあるものに気付いているのは多分私だけです。

◆初めて自分で出した答え

家では前述の通り、夫婦間は悲惨な様相に至り、精神的に麻痺した状態を過ぎると、やっと「あの言葉貯金」がもうないことに気付きました。素の状態は本来のままどこかおかしい私なので、彼をそうまで言わしめたのは私かもしれませんが、もうそういう卵が先か鶏が先か論はどうでも良いと思われました。いつも「離婚」「別居」を口にしていたのは彼なのに、転勤が決まると私に「どうするか決めて」と言ってきました。そして予想通り「決めたのはお前だからな」と言って単身赴任して行きました。中絶、結婚、退職、別居…結局人生を左右するような決断を彼がしたことは一度もありませんでした。それが分かって何だかすっきりした気分です。親は色々言ってきましたが、それも受け止めつつ出した答えです。生まれて初めて自分がどうしたいかが明確に分かり、人の思惑や顔色を知った上で、「正解」を求めず自分自身で決めて答えを出しました。

無自覚であれ、身内は自分の一部（だから何を言っても良い）と思いがちな彼と、心理的な距離を取るには別居はそれなりに功を奏したようで、私が「親しい他人」の距離になろうとすることに違和感はなくなりました。別に居を構えたとはいえ、保育園関連等、世帯主である彼に行政上の依頼をせねばならない機会はまだあります。一緒に住んでいた頃はそういったお願い事ひとつするのも一苦労でしたが、最近は特に文句なく対応してくれるようになりました。そしてもう、自分がかつてどんな言葉を私に言い募ったか覚えていないそうです。

最近、育児脳のおかげで発達が追いついたのか、或いはただ下の子が憑依しているだけか、とりあえず「普通」になりたくてなれなくて、そうでないなら生まれてこなかった方が良かった…みたいなことを考える暇がなくなりました。職場の人に聞くと、今でも十分私は変わり者らしいのですが、何が変わったのでしょう（たまたま周囲が温かいだけでしょうか）。子どもを産む前の私は、不明瞭すぎる他人が怖くて、霧の中疲弊して、針の筵《むしろ》のような精神状態と向き合うことに耐えられなくて、一人でいることを選んできました。一人でいれば畳み掛けてくるような不安に晒されなくて済みます。でも子どもを産んでからの私は、遅い出発でしたが、子どものために変わらなければと思い続けてきました。息子を育てることで、「定型」とはどんなものかを知ることができ、娘を育てることで、小さい頃のまま私の中の別室に閉じ込められていた私自身を育て直すことができたのかもしれません。いつか、大多数の人たちがどんなことを考えているかが何となく分かり始め、それが分かると（矛盾だけれど）それらは必死に分かろうとするほどのものでもなかったということが分かってきました（不安定な私なので、例によって紛い物の中身を失って、また途方に暮れる日が明日にも来るかもしれませんが）。気が付くと、昔一人でいたはずの、だだっ広いそれでいて一歩も動けない、色も音もない無限空間のような場所をいつの間にか出ていたようです。

おわりに

異才発掘プロジェクトなるものを最近耳にします。新聞にも見ます。親切な臨床心理士さんが、各方面の偉大なあの人やこの人を引き合いに出しながら言っていましたっけ、得意と不得意のでこぼこが一般の人より激しいのだと。果たして私の得意（特異？）な部分を自分が捨てずに磨き続けて大人になっていたらどうだったかと考えると、…残念ながら「異才発掘プロジェクト」に拾ってもらえるような人物にはなっていなかったでしょう。異才などではなく、普通の人の輪に於いては奇異、天才の中に於いては平凡という、どちらにも入れない自分が想像されます。でも、社会適合性が低く、学校で孤立し、そしてスーパーマンとして救われることもない、私のような人の方がきっと多いはずです。

先日、職場の親しい女性から「私アスペルガーなんですよ」と打ち明けられました。診断があったわけではなく、自分の見立てによるものだそうです。他にもっと分かりやすい人が何人もいて、彼女は全くノーマークでした。突然の告白にも驚きましたが、彼女のことをユニークさと社会性を持ち合わせた素敵な人だと思っていただけに、彼女が自分をそのように感じていたということに驚きました。彼女が本当にアスペルガー症候群なのだとしたら、きっとものすごく色々な苦労の上に、今の高い社会性を身に付けたのだろうと思われます。そして、彼女がアスペルガー症候群であってもなくても、こんな（私から見たら社会性のある）人ですら、自分自身を発達障害ではと疑うのかということにもとても驚きました。自分以外の皆が「普通」に見えていた私からすると驚異的なことです。であるなら、かつての私のように、表面上何の問題もなく、問題も起こさず、困っていることを発信せず（できず）、いつも誰かに後ろ指さされている不安の中「普通」を模索し、出口のない孤独の中で押しつぶされそうになりながら、でもこれは自分の性格のせいだと自身を責め続けている当事者は、実際どれくらいいるのでしょうか。

そんな当事者の誰か一人でも多くに、「私みたいなのは一人ではないんだ」ということ、自身が抱えている「困り感」は、性格のせいではないこと、闇雲な努力だけでは解決できない、障害によるものだということに気付いて欲しいです。そしてできれば、私みたいに失敗を重ねて、そのことで自分を嫌悪し続けるようなことにならなければいいと思います。私の失敗が「予習」となって、似たような轍を踏むことを避けることができたら幸甚です。自分なりのやり方で今まで何とか乗り切ってきた人、或いはこじらせたまま今になってしまった人にも、自分が長年抱えてきた不安や不全感の原因が何であったか、自分の性格ではなく、発達障害という脳気質の問題であったことを知って欲しいです。いわゆる二次障害に振り回されていた（或いは今現在振り回され続けている）ということに気付いて、気付くことで清算できるものがあればいいと思います。

また、この本が当事者だけでなく、その周囲の人の理解も少しなりとも増やせるきっかけになったら嬉しいです。私がいつか叔母に自分について告白した時、もし叔母に今の私ほどの発達障害の知識があったら、間違いなく何か変わっていたでしょう。私はこういう形で自分の存在を伝えることになりましたが、元々自分以外の人が見えにくい上に、自分の状況を独り善がりな視点で把握しがちで、その上適切な発信の仕方を知らない当事者に、迂闊に「声を上げていいの」「自分のことを発信していいの」と言うことは少しリスキーな感じがします。だから一人でも多くの信頼できる人を自分の身近に見つけられて、その人たちが知識と温かい理解で以て助けてあげることができたら、それが最も理想的な療育になるのではないかと思います。

先日高学年になった娘が、友達と話が続かない、三人以上で遊べない、低学年以来の仲良しYちゃんとも今は一緒に下校できていない…と泣いて告白してきました。十歳前後は脳の発達が大きく飛躍する年齢だそうです。もしかしてこの子は「普通」なんじゃないかなどと思った時期もありましたが、やはりそうか、高学年の壁は越えられないか…と持って生まれた気質の強さを思わずにはおれませんでした。

娘には、高学年の頃の私が彼女と同じであったことを伝えました。私自身の人生について、もっと話さなくてはならない日も来るかもしれません。これは物語ではないので、私や娘のこれからはまだまだどうなるか分かりません。分かりませんが、これからより良く生きていけるために、一緒に頑張っていこうと思います。

最後に、協同医書出版社さん、突然送り付けられた電話帳のような分厚い原稿に目を通してくださって、ありがとうございました。会ったこともない人間からのこんな重い告白を、無視されるか、或いは何と言われるか、寿命が縮むほど不安でしたが、理解ある温かい言葉、涙が出るほど嬉しかったです。また、本にすることをご提案いただいて、更には本にできる分量まで濃縮していただいて、ありがとうございました。そして、無知のためとぐずぐずな性格のために、ご迷惑をお掛けして申し訳ありませんでした。沢山の感謝とお詫び申し上げます。

何度も推敲し言葉を選び直し書き直しましたが、それでも上手く表現しきれていないと感じる箇所はなくならず、今ももやもやしています。自分ですら理解しきれていない自分の気質について、どんなに悩んでも、完璧に評価して余すところなく文章化することなどできないのかもしれません。読み手に委ねるのは逃げかもしれませんが、あとは、読んでくれた人にどうか伝わりますように。この本が、届けたい人に届きますように、今一人で路頭に迷っている誰かに、どうか届きますように。

どうして普通にできないの！——「かくれ」発達障害女子の見えない不安と孤独
ISBN978-4-7639-4013-1

2017年4月20日　　初版第1刷発行
2017年6月20日　　　第2刷発行

定価はカバーに表示

著　　者　こだま ちの©
発 行 者　中村 三夫
印　　刷　永和印刷株式会社
製　　本　有限会社永瀬製本所
D　T　P　Kyodoisho DTP Station
発 行 所　株式会社協同医書出版社
〒113-0033　東京都文京区本郷3-21-10浅沼第2ビル4階
電話 03-3818-2361　　ファックス 03-3818-2368
郵便振替 00160-1-148631
URL: http://www.kyodo-isho.co.jp/
E-mail: kyodo-ed@fd5.so-net.ne.jp

イラスト……雨宮 幸子

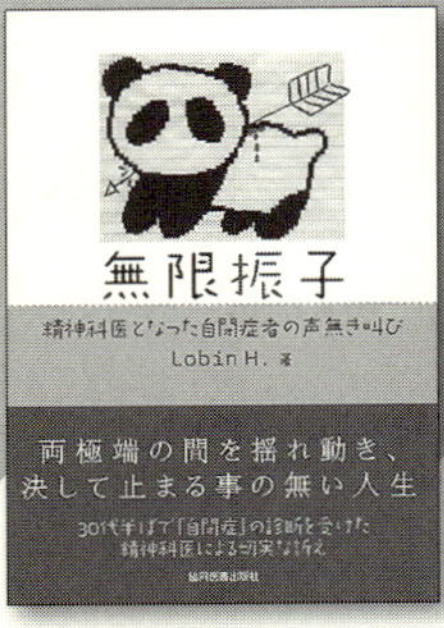

無限振子

精神科医となった自閉症者の声無き叫び

Lobin H. 著

A5・160頁・定価(本体1,800円+税)
ISBN 978-4-7639-4008-7

当事者が語る“理解されない”自閉症者の苦悩

「私」は、必死で、文字通り必死で、周りに合わせようとしました。

でも、全然、合いませんでした。

そうして行く内に、私は“私”を、どんどん捨てて行きました。 （本文より）

本書は、精神科医であり「受動型」の自閉症である著者が、30代にして診断を受け0歳から生き直し始めるまでの自らの経験を、分析的視点を交えて綴った貴重な記録です。

さらに、最大のサポーターである精神科医と、最大の理解者であり「本当の」“私”にはじめて気づいた担当のセラピストが、著者について、自閉症について、それぞれの立場から解説を加えています。

著者は幼い頃から、自分には訳のわからない現実の中で生きるために、本来の自分とは掛け離れた「彼」と「彼女」をつくりあげました。そのために、周りも自分も誰も、支援の必要すら思いつかないまま――“私”を失ったまま成長し、精神科医となり、結婚もします。しかし、日常を生きること自体の困難はやがて限界に達します。唯一の、そして最終手段であった死を選び、そして、不本意にも生き返ったその後、ようやく、やっと、本当の“私”を見つけるのです。

自分のような経験を誰にもさせないために、自閉症児・者への理解（早期発見・診断、“適切な”支援）につながることを切実に願って書かれた一冊です。


《この本はいろいろな意味で大きな示唆を、自閉症に関わるすべての人に提供している。特に、一見、適応的でうまくやっているように見える「受動型」の人たちが、実は生活のなかで大きな困難を抱えていることなど、まさに、これから自閉症の支援に関わる人たちが理解していかなければならないことが描かれている》（辻井正次「推薦の言葉」より）

協同医書出版社
〒113-0033 東京都文京区本郷3-21-10 TEL (03)3818-2361
URL http://www.kyodo-isho.co.jp/ FAX (03)3818-2368